GIMNASIA Y TONIFICACIÓN FACIAL

GIMNASIA

Y TONIFICACIÓN

FACIAL

TECNICAS ESPECIALES DE EJERCICIOS PARA LA
TONIFICACIÓN Y REJUVENECIMIENTO FACIAL DE
LOS MÚSCULOS DE LA CARA, CABEZA Y CUELLO

ALBERTO GUTIÉRREZ

ISBN-10: 1500340782
ISBN-13: 978-1500340780

Este libro está dedicado a todo el mundo

CONTENIDO

INTRODUCCIÓN

Se aconseja leer este libro de principio a fin. Se han simplificado u omitido los términos técnicos, médicos o científicos. De esta manera se facilita utilización por cualquier persona, independientemente de la cultura que posea.

En los primeros capítulos se presentan nuevas ideas y ejemplos ilustrativos para una correcta comprensión y concienciación acerca de este nuevo método de tonificación facial, más adelante a lo largo de los siguientes capítulos mostraremos los ejercicios y su correcta exposición para ser utilizados con los métodos paso a paso descritos.

Con el fin de poder elaborar un manual práctico y de fácil comprensión, en este libro vamos a tratar de recopilar fundamentalmente una serie de ejercicios de carácter especial, desconocidos seguramente para la gran mayoría, ya que no es un tipo de gimnasia habitual, incluso para una cierta parte de los profesionales de la educación física les puede resultar extraño el tema de la musculación facial.

Intentaremos trabajar de forma localizada y específica los diferentes grupos musculares que forman parte de la cara, cabeza y cuello. Enseñaremos el modo de como poder ejercitar y realizar un trabajo activo y consciente de la mayor parte de ellos, esto significa que aprenderemos a movilizarlos de forma voluntaria a fin de poder tonificarlos y esto nos dirija a la meta final de mejorar nuestro aspecto facial. Los resultados que pueden llegar a obtenerse con esta peculiar forma de gimnasia incluso pueden traer consigo el que nos veamos con un semblante mucho más rejuvenecido, al recuperar de nuevo la firmeza y volumen muscular de la cara y del cuello.

A pesar de que en principio, el principal objetivo de este libro es tratar de mejorar el aspecto estético de estas importantes zonas de nuestro cuerpo, me gustaría que esto no se llegara a entender de forma frívola y superficial. En realidad, a la finalidad que anhelo, es la de compartir y dar a conocer un nuevo medio de cómo complementar un estado de forma física, a nivel general, adquiriendo un grado de acondicionamiento físico integral, ejercitar todo el cuerpo, sin descuidar zonas tan importantes como puedan ser la cara, cabeza y cuello.

Puestos en la tarea de intentar conseguir el propósito de mejorar este acondicionamiento, intentaremos contribuir con algunas recomendaciones importantes para lograr el resultado final de mantenernos en la mejor forma física y con el mejor aspecto posible, la mayor parte de nuestra vida.

Insistiremos a lo largo de todo el libro de la importancia que tiene el ser conscientes del valor de llevar un estilo de vida saludable, en todos y cada uno de los siguientes aspectos: practicar ejercicio de forma regular y adaptar la dieta a las necesidades específicas de cada individuo.

La intención de este libro no será enseñarnos aspectos de los que en mayor o menor medida ya solemos tener algún tipo de conocimiento, sino descubrir aquellas facetas que en cierto modo son desconocidas para la mayoría.

No vamos a entrar en detalles sobre los diferentes tipos de dietas o si esta es mejor que aquella, ya que fácilmente podemos encontrar cantidad de información en los diferentes medios de divulgación como para que uno mismo pueda aprender y elegir la forma correcta de alimentarse. Al igual que tampoco expondré ninguno de los diferentes tipos de métodos y rutinas de ejercicios que existen para la mejora de la condición física general, solo haré hincapié en aspectos que considere relevantes y a tener en cuenta para llevar a cabo la tarea propuesta en esta guía.

Para escribir sobre alimentación, los tipos de dietas y las apropiadas a cada uno de los muchos casos específicos (hipocalóricas, hipercalóricas, hipoglucémicas, hiposódicas, hiperproteicas, y un largo etc.), necesitaríamos, no escribir otro libro sino unos cuantos. Del mismo modo ocurre con los programas de ejercicios (para personas jóvenes, para mayores, para bajar peso, para subir peso, de musculación, aeróbicos, anaeróbicos, etc.) cada cual tendrá que informarse por sí mismo y ser capaz de saber elegir lo que mejor le conviene, con o sin ayuda profesional. Yo, únicamente me limitaré a subrayar, incluso a costa de hacerme un poco reiterativo, la importancia de llevar un tipo de alimentación acorde a nuestras necesidades calóricas y la gran importancia que tiene el ejercicio físico en la salud y en la calidad de vida.

Aun así, este libro no solo estará dedicado a presentar la gimnasia facial y sus ejercicios, trataremos otros temas de forma breve y concisa. A través de un lenguaje accesible, intentaremos por todos los medios proporcionar una lectura amena e interesante. Mostraremos unos cuantos aspectos que ayudarán a mejorar nuestros conocimientos e incluso nuestra aptitud para lograr el objetivo de que seamos capaces de llevar una vida más activa y saludable, fomentando y potenciando los efectos positivos del acondicionamiento físico a través de la edad.

1

¿POR QUÉ PRACTICAR GIMNASIA FACIAL?

Llevo más de treinta años impartiendo enseñanza en el área de la educación física a diferentes ámbitos y he trabajado con todo tipo de personas, ya sea con niños o personas mayores, como preparador físico e instructor en diferentes gimnasios, en el ámbito de la rehabilitación o la recuperación de lesiones y hasta en el más alto nivel de competición de fisicoculturismo.

Todos estos años me han proporcionado un extenso margen de tiempo y experiencia, para recapacitar y poder llegar a diferentes y variadas conclusiones, todas ellas dentro del área del acondicionamiento y bienestar físico, y una de las cuales sería esta, la de practicar un tipo de gimnasia especial para la tonificación y el rejuvenecimiento facial.

Todo el mundo es consciente de los beneficios del ejercicio físico, de todos es de sobra conocido que al ejercitar un músculo este consigue mejor forma y mejor aspecto.

Por ejemplo: todos somos capaces de entender que si ansiamos poseer una zona abdominal delgada y con buena apariencia, aparte de controlar el nivel calórico de nuestra alimentación, deberemos practicar un programa regular de ejercicios específicos para esta zona. Es decir, combinar una dieta que posea un balance calórico equilibrado junto a un programa de ejercicios abdominales.

Creo que en esto, todos estamos de total acuerdo, lo mismo vale para el resto de los diferentes grupos musculares, si pretendemos mejorar el aspecto del pecho, de las piernas, de los glúteos, de la espalda, etc. Nos veremos obligados a poner en práctica ejercicios localizados para cada una de estas zonas, con la intención de mejorar su forma física, la cual nos llevará a disfrutar de mejor aspecto y condición.

Pues bien, siguiendo esta sencilla regla y puntualizo, tan lógica ¿Por qué prácticamente nadie hace ningún ejercicio para los músculos de la cara?

Algunas de las posibles respuestas que he podido suponer podrían ser: alegar cierto desconocimiento, pensar que no sea necesario, o que simplemente no se ha caído en ello, etc. Pero lo indiscutible es que también es posible ejercitar los músculos faciales, y sobre todo, sería recomendable practicar una relación de ejercicios específicos para la musculatura facial a partir de una cierta edad, en concreto empezar cerca de los cuarenta años sería lo ideal, siempre será más fácil prevenir que contrarrestar el deterioro. Esto no quiere decir que no se puedan obtener buenos beneficios a edades más avanzadas, siempre se logran resultados positivos y visibles, ya se tengan 50, 60 u 80 años.

Cuando uno es joven los músculos faciales tienen un aspecto y tonificación natural debido a la edad, como prácticamente toda la demás musculatura del resto del cuerpo, pero a medida que vamos cumpliendo años, si nos mantenemos inactivos y sedentarios se va acentuando la flacidez y la pérdida de tono muscular.

Lo que voy a comentar a continuación es de sobras conocido por todo el mundo. Los deportistas que suelen practicar una actividad física regular y a medida que pasan los años, aparte de mantener impecables una serie de cualidades físicas (fuerza, resistencia, equilibrio, reflejos, coordinación, etc.) también les resulta más sencillo mantener un mejor aspecto estético de su cuerpo debido al ejercicio. Por el contrario, para las personas que van cumpliendo años sin ejercitarse el deterioro de sus cualidades físicas y de su semblante resulta de lo más evidente.

Pero veámoslo con un ejemplo, imaginemos a un ciclista veterano, que ha practicado el ciclismo durante una gran parte de su vida, pensemos que tiene aproximadamente una edad de 55 o 60 años. Ahora nos iremos fijando en sus piernas, en el aspecto de sus muslos, de sus cuádriceps, de sus pantorrillas. Al centrar nuestra atención en estas extremidades, hasta nos puede dar la impresión de que estas gocen del aspecto propio de una persona más joven, incluso podrían pasar por las piernas de una persona de menor edad.

Con esta pequeña observación, podemos fácilmente deducir que el ejercicio beneficia al aspecto estético de las zonas musculares que se ven involucradas en una actividad física.

Sigamos pensando en este ciclista de piernas vigorosas y de aspecto juvenil, vamos a dejar el tronco y los brazos a un lado, centremos esta vez, por un momento nuestra atención en el aspecto de su cara, recordemos que el ciclista tiene una edad aproximada de 55 o 60 años, seguramente su apariencia facial, la cual normalmente y a pesar del ejercicio que este hombre realiza, no estará en consonancia con el aspecto de sus piernas. Los músculos de la cara, cabeza y cuello al no verse beneficiados o mejor dicho estimulados de forma directa por la actividad de pedalear nos delatarán con relativa facilidad la edad que tiene.

Este ciclista de 55 o 60 años, en la que una parte de su cuerpo (estamos sólo hablando a nivel estético) logra conservar una apariencia de juventud gracias a la práctica del ciclismo, y de esta forma, sus extremidades inferiores así lo demuestran. En cambio, por el contrario, el aspecto facial de este hombre no parece verse favorecido por las ventajas y beneficios estéticos del trabajo de pedalear, el efecto rejuvenecedor del ejercicio en su cara no puede apreciarse en la misma medida que el resultado positivo que obtiene en sus piernas. Los músculos faciales al no estar involucrados en el estímulo directo del pedaleo no se benefician del mismo modo que las piernas, las cuales padecen y sufren del trabajo intenso y directo en su musculatura.

La conclusión a la que intento llegar, es que seamos capaces de prestar atención a la importancia que tienen los efectos del ejercicio a nivel estético, producidos en ciertas zonas del cuerpo sometidas a un estímulo directo.

Si este mismo ciclista, hubiese llegado a la conclusión de practicar la gimnasia facial, no durante toda su vida, sino que se le hubiese ocurrido tan solo hace unos pocos años, digamos 10 o 15 años atrás, seguramente en estos momentos apreciaríamos que la apariencia de su cara estaría mucho más en consonancia con el aspecto de sus piernas.

La gimnasia facial ofrecería a los músculos de cara el estímulo necesario para conseguir los efectos positivos de la tonificación, ayudaría a conservar el aspecto terso y rejuvenecido.

Esta persona mayor que practica el ciclismo gozaría de una buena forma física general, un físico potente y una apariencia estética general rejuvenecida.

En definitiva y para resumir.

¿Por qué no trabajar los músculos de la cara, cabeza y cuello como otras partes del cuerpo? Si los demás músculos del cuerpo responden positivamente al ejercicio, dando por resultado un aspecto más juvenil ¿por qué no iban a hacer lo mismo los del a cara?

*****

2
LOS ESTRAGOS DE LA EDAD

La edad, los factores genéticos, la inactividad física, la ley de la gravedad y por si fuera poco, a esto le podemos agregar las consecuencias negativas de las condiciones ambientales, contaminación y tóxicos por todas partes, nos puede llevar fácilmente a deducir que la suma total de estos indeseables ingredientes nos conducirá irremediablemente por la senda de un camino, en el cual si no nos preocupamos e intentamos poner algo de remedio por nuestra parte, llegaremos con celeridad a un deterioro prematuro.

La musculatura y por supuesto la piel que la recubre, tienden por naturaleza a perder con el paso del tiempo las características típicas de la juventud, paulatinamente vamos dejando atrás el buen aspecto de poseer una aceptable tonificación y una tersura natural de la piel. El tiempo a medida que vamos sumando años va dejando atrás el aspecto fresco y juvenil. Por el contrario, facilita la llegada de un periodo en el que los músculos ya no parecen estar tan prietos, la piel se va volviendo cada vez más delgada y da comienzo a la aparición de las primeras arrugas. Sin remedio vamos adquiriendo la apariencia generalizada de descolgamiento, y no únicamente en la cara, estos efectos no deseados se extienden a todas las zonas de nuestro cuerpo.

Aun así, por desalentador que pueda parecer este panorama, todavía podemos tener posibilidades de ralentizar apreciablemente dicho proceso. Podemos y actualmente tenemos a nuestra disposición una serie de recursos que nos pueden ayudar combatir eficazmente y en gran medida los efectos adversos que nos acompañan en nuestro inevitable camino hacia el envejecimiento.

En primer lugar, hoy día tenemos a nuestro alcance, por suerte, el gran recurso de poder recurrir a todo un excepcional arsenal de conocimientos: la interminable fuente de información que pueda ser internet, libros de todo tipo, buenos profesionales que abarcan múltiples y diferentes materias, etc. Disponemos de gimnasios perfectamente equipados hasta en el último rincón de nuestra ciudad o pueblo, todos ellos asistidos por personal suficientemente preparado para asesorarnos y poder ayudar en la tarea de ejercitarnos, con tal de mantener y alargar en el tiempo nuestra vitalidad y forma física. Proliferan las tiendas de dietética y mejor aún se extiende la venta y el uso de alimentos naturales y saludables, ya no se venden únicamente en tiendas especializadas, por fortuna se está generalizando su consumo a gran parte de la población, ya es posible encontrar productos dietéticos a precios asequibles en los comercios de toda la vida y sobre todo en supermercados. Está en nosotros el deber de saber elegir, informarnos convenientemente para llegar a ser capaces de distinguir entre qué es lo que mejor nos conviene.

Retomando el tema de la gimnasia facial con respecto al envejecimiento. Siempre sugiero que a partir de cierta edad es prácticamente imprescindible ejercitar la musculatura facial y que esta actividad debería estar obligatoriamente incluida dentro de cualquier tipo de programa de acondicionamiento físico. Asimismo, irremediablemente vuelvo a recodar la importancia que tiene no centrarse exclusivamente en actuar de forma aislada a nivel facial, lo deseable y efectivo seria el acondicionamiento general, el de todo el organismo.

Si bien, en este libro únicamente trataremos las zonas correspondientes a la cara, cabeza y cuello como ya hemos mencionado con anterioridad. Me gustaría precisar la siguiente conclusión. Considero de gran importancia, y que por su propia lógica es presumiblemente fácil de entender esto que expongo a continuación. Es inadmisible pretender poseer una cara o un aspecto facial, que por ejemplo llegue a aparentar 10 años menos con respecto a la edad real y por otro lado el cuerpo ofrezca un aspecto 10 años mayor que ese rostro. Tienen que estar en armonía el cuerpo y la cara.

Es inevitable, que para alcanzar el objetivo de poseer una apariencia general rejuvenecida han de ir obligatoriamente a la par estos dos aspectos.

Como ya hemos indicado anteriormente, tanto la edad, la genética, los factores ambientales, la ley de la gravedad, etc. Influyen decisivamente en la falta de firmeza de la piel y de los músculos. A pesar de todo, podemos encontrar un importante remedio para poner freno a dicho proceso, a través de una serie de ejercicios específicos y adecuados, y si además contamos con el apoyo de una dieta correcta y la asistencia y conocimiento de algunos suplementos dietéticos estratégicamente elegidos, obtendremos grandes ventajas a la hora de disfrutar de una mejor salud y un estupendo aspecto físico.

No hay un momento exacto para que se presente el declive muscular, pero hablando en términos generales diremos que los primeros síntomas apreciables suelen comenzar pasados los 30 años.

Una arruga no es tal hasta que la flacidez muscular la marca con cierto dramatismo. En mi opinión, es la falta de firmeza lo que delata el envejecimiento facial. Uno puede poseer arrugas, de hecho hay gente relativamente joven que tiene arrugas, incluso antes de los treinta años, pero a pesar de todo siguen manteniendo su aspecto juvenil, ya que lo que verdaderamente dejar intuir la edad de la persona no es primordialmente sus arrugas, sino más que cualquier otro factor es la falta de tersura y firmeza muscular.

Al cabo de los años acaba ocurriendo esto, que el rostro pierde la apariencia de lozanía porque cae la musculatura y aparecen las arrugas, es la combinación de estos dos factores lo que nos lleva inevitablemente a reflejar nuestra edad.

Es seguro que los años no pasan en vano, pero también es cierto que la mayoría de las veces el problema no radica en los años, sino en el estilo de vida que llevamos. A una gran mayoría de la población parece no importarle llevar una vida sedentaria con poca o nula actividad física y una alimentación poco equilibrada.

Pueden existir técnicas y de hecho las hay que nos ayuden a mejorar el aspecto físico de un rostro, como la cirugía estética, múltiples y diferentes tratamientos estéticos, infinidad de cremas y productos de cosmética, etc. Todos estos métodos actúan primordialmente a nivel superficial, únicamente sobre la piel, sus efectos no actúan en la totalidad y profundidad muscular, no hay mejoras en la biología de los músculos, ni beneficios para el sistema circulatorio, ni para el sistema nervioso.

En mi opinión el problema principal asociado a la edad, está en la flacidez y la destonificación muscular, este importante inconveniente no queda resuelto por ninguno de los remedios estéticos tradicionales, pueden ayudar en ciertos aspectos, pero en ninguno de ellos se impone la movilización voluntaria de la musculatura, no existen movimientos de flexión y extensión similares a cuando ejercitamos los músculos de cualquier otra parte del cuerpo. Los tratamientos estéticos son válidos, cuando son ellos los que acompañan a la actividad física.

El sedentarismo, la inmovilidad y la inactividad favorecen la aparición de flacidez y caída general de los tejidos, la ausencia de firmeza del tono muscular en el rostro persistirá a pesar de estirar la piel quirúrgicamente, recurrir a infiltraciones o ponerse todas las cremas del mundo. Por el contrario *el movimiento y la actividad generan vitalidad, tonificación y firmeza, aspectos y virtudes obligatoriamente e intrínsecamente ligadas a las personas jóvenes.*

Veamos un ejemplo:

Volvamos a hacer uso de la imaginación. Supongamos esta vez una esfera, redonda y lisa como una pelota, pero a la vez dura y maciza, algo parecido a una esfera de piedra. Aparte, también pensemos en algo diferente, que pueda parecer amorfo y maleable, similar a un trozo de masa cruda para hacer pan.

A continuación, tomamos la esfera, esta nos muestra su superficie totalmente lisa y pulida, imaginemos por un momento que esta podría representar a nuestra cabeza, en concreto la superficie de nuestro cráneo pelado, es decir carente de piel. Ahora vamos a pensar en la masa de pan cruda y maleable, vamos a colocar una buena porción de esta en la base superior de la esfera y vamos a continuar imaginando de qué forma se comportaría con el paso de las horas. Con total seguridad, podríamos observar que el procedimiento natural de las propiedades de la masa de pan junto a la acción de la fuerza de la gravedad haría que se fuese aplastando y aplanando, iría cayendo lentamente, adaptándose a las formas redondeadas propias de la esfera, cubriéndola y envolviéndola. Podríamos seguir observando que su capa superior cada vez se vuelve más tirante y delgada, al contrario del resto de masa, que va descendiendo y formando unas bolsas de mayor grosor en los extremos, a modo de una especie de cúmulos, las particulares propiedades del material con el que está elaborada la masa de pan hacen de ella un compuesto maleable, sin la rigidez suficiente para soportar una deformación causada por fuerzas externas.

Es fácilmente deducible el propósito de esta analogía, se trata de encontrar la similitud de la reacción de la masa de pan con el descolgamiento de la piel y músculos.

Atraer la atención sobre las consecuencias que pueden producir los efectos de la gravedad, la inactividad y el paso de los años. Tener el conocimiento de cómo puede todo esto afectar a nuestros propios tejidos.

Pero regresemos de nuevo a hacer uso de nuestra imaginación, esta vez lo haremos para pensar en un hombre totalmente calvo, sin un pelo. Concretamente en la piel del cráneo de este hombre, por lo general estos tejidos de la zona superior sometidos a la ley de la gravedad estarán totalmente lisos, tirantes y sin arrugas, como digo, nos estamos centrando en la parte alta de la cabeza. En cambio los laterales caerán y aparecerán descolgados, formando pliegues y arrugas, irán cayendo pómulos y papada, se irá amontonando peso en la parte inferior, a su vez este peso acumulado irá produciendo un efecto de tirantez en la parte superior, apareciendo la calva con aspecto reluciente, tensa y brillante.

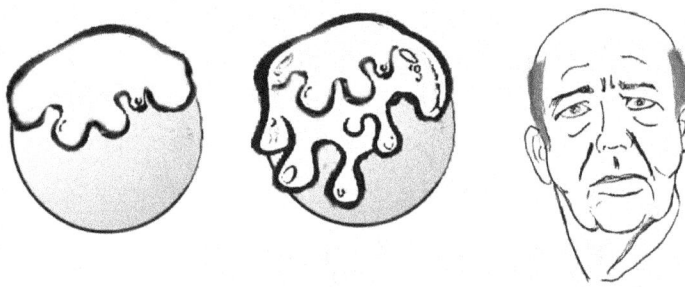

Conociendo esto, nuestro siguiente propósito, podría ser intentar a través de todos los medios que podamos disponer de contrarrestar al máximo esta tendencia natural de los tejidos. ¿Cómo lo conseguiremos? Pues tendremos que comenzar a pensar en trabajar por medio de ejercicios específicos, fortalecer y tonificar los tejidos de la frente, cabeza, pómulos, cuello y resto de la musculatura facial.

Los ejercicios que tonifican los músculos del rostro, mejoran el contorno facial y ayudan a conservar la elasticidad de la piel, confiriendo a esta mayor sostén y evitando su caída.

Para ser dueño de un rostro joven y fresco, no hace falta una gran inversión económica, ni en cremas, ni en cosméticos, ni en cirugías. Tan solo hace falta ser muy constante y regular, es lo más importante, únicamente es necesario practicar unos minutos, varias veces a la semana. Como puede verse, resulta una elección fácil y posible al alcance de casi todos.

*****

No intento decir que uno no pueda apoyarse, si lo llega a creer oportuno, en remedios alternativos, sólo digo y vuelvo a repetir que el sedentarismo, la inmovilidad y la inactividad favorecen la aparición de flacidez y caída general de los tejidos. Por el contrario el movimiento y la actividad generan vitalidad, tonificación y firmeza, aspectos intrínsecamente ligados a las personas jóvenes.

La gimnasia facial consiste en una serie de ejercicios adecuados a cada grupo muscular de la cara, cabeza y cuello. No son demasiado complicados una vez asimilados, pero se requiere de cierta práctica y de la técnica adecuada, sobre todo en alguno de ellos. De esta forma, podremos disfrutar y mantener las características de la juventud y retardar al máximo los síntomas del envejecimiento cutáneo.

Con la gimnasia facial, los músculos desarrollan la fuerza y adquieren la firmeza que pierden con el paso de los años, al igual que sucede con cualquiera de los otros grupos musculares del cuerpo, si no se ejercitan y fortalecen mediante un entrenamiento adecuado y regular, van perdiendo parte de sus propiedades, tales como: la flexibilidad, la elasticidad, el tono, la firmeza, la fuerza, la capacidad de contracción, la capacidad de relajación, etc.

3
CARACTERÍSTICAS DE LOS GESTOS Y DE LAS EXPRESIONES FACIALES

Los músculos faciales agrupados en torno a la boca, nariz y ojos se contraen o se extienden para que estos orificios se puedan abrir o cerrar, además nos ayudan a reflejar ciertos tipos de expresión o emociones como: la alegría, la tristeza, el enojo, la sorpresa, etc.

La mayor parte de las veces no somos totalmente conscientes de ello, pero como bien dice el refrán: la cara es el espejo del alma.

Dado que los músculos responden y acompañan a reflejar y mostrar nuestras emociones, ayudándonos a reproducir gestos y muecas, que a veces como digo, escapan a nuestro control consciente, veremos que existen personas que adoptan un tipo particular de actitud ante la vida, tal vez alguno de nosotros podríamos estar incluidos en alguna de estas actitudes o emociones, como son: el miedo, la alegría, la tristeza, el enojo o la ira y el afecto.

Si padecemos la tendencia a expresar de forma continua y crónica algún tipo determinado de gesto en nuestras facciones, este acabará por alterar permanentemente el aspecto de nuestra fisonomía, como por ejemplo:

Volveremos a recurrir de nuevo a la imaginación, esta vez para pensar en un hombre que se pasa el día enfadado, de carácter irritable. Para demostrar facialmente esta emoción recurrimos a contraer el espacio entre las dos cejas, frunciendo el ceño, provocando el típico pliegue, y a veces también es posible que reforcemos esta expresión realizando gestos forzados con la región de la boca.

Estas acciones nos pueden reportar una serie de consecuencias estéticas negativas, si estas llegan a permanecer durante largo tiempo reflejadas en nuestro rostro, me refiero a lo largo de meses y años. La musculatura y la piel de la región afectada por este tipo de expresiones, acabará por adaptarse a estos gestos emotivos. Este tipo de actitud crónica provocará que vayan apareciendo gradualmente las típicas marcas y señales características de una determinada expresión facial, con el paso del tiempo y de los años estas marcas acabarán por transformarse también en arrugas y acabarán por reflejar un estado emocional permanente, en este caso de enojo, cuanto más tiempo llevemos a cuestas esa emoción, más patentes se harán las marcas en nuestro rostro.

El ejemplo explicado, es aplicable a cualquier tipo de gesto emotivo, si pasas ante la vida con una actitud triste y apesadumbrada, al cabo del tiempo acabarás mostrando un estado permanente de tristeza en tus facciones, el gesto de la actitud emocional ha quedado grabado en tu piel y musculatura facial.

Para resumir, diremos que los músculos faciales definen nuestras emociones y expresiones. Para ayudar a mantener el rostro joven, sería deseable que estos gestos tuviesen un efecto lo menos agresivo posible para el cutis.

Como acabamos de comentar, una expresión al cabo del tiempo, si llega a convertirse en algo casi permanente, la cara y todos sus tejidos irán adoptando y adaptando un determinado gesto, formando arrugas y surcos que denotarán, además de un envejecimiento que puede ser prematuro, una expresión no relajada de la cara que puede llegar a ser incluso desagradable al mantener una postura permanente de amargura, apatía, mal humor, descontento, tristeza, pesadumbre, infelicidad, abatimiento, nerviosismo, etc.

Estos tipos, llamémosles de deformación facial, aunque sean difíciles de solucionar, se pueden corregir mediante la práctica adecuada y continuada de ejercicios faciales, que mejorarán la forma de expresión y la tornarán a un estado más relajado y agradable.

Es cierto que ningún tipo de ejercicio físico, ya sea de todo el cuerpo o específicamente facial, puede totalmente compensar y corregir una vida llena de tensiones, pero si es verdad que nos puede ayudar muchísimo.

4

BENEFICIOS DEL EJERCICIO FISICO

Tiene que quedar bien claro, que el cuerpo en general, tiene que permanecer ágil, flexible, con aceptables reflejos y coordinación, con buena vitalidad para que éste pueda corresponder a un rostro alegre y joven. Es totalmente incongruente para un individuo no estar ágil y vital y a la vez querer aparentar juventud, sobre todo a partir de la madurez. Es totalmente imprescindible pensar en llevar a cabo un acondicionamiento físico general, aunque no lo tratemos aquí, en este libro, no lo podemos dejar en el tintero, ni tampoco dejar de mencionar el gran beneficio que podemos obtener de un poco de actividad física.

Hoy en día se busca incesantemente mejorar la calidad de vida. Mucha gente, erróneamente entiende que esto equivale a la ley del mínimo esfuerzo, y no conciben que la cuestión no vaya por ahí. El ejercicio físico pasa por ser una actividad fundamental, constituida como el único medio disponible para lograr salvaguardar la vitalidad y la funcionalidad óptima del organismo.

La forma de vida acomodada de hoy día, nos hace optar por elegir un estilo de vida sedentario, carente de actividad y esfuerzo físico, olvidamos que el cuerpo humano fue creado y diseñado para el movimiento, si no nos movemos nos atrofiamos, así de simple, la inactividad solo nos lleva en una dirección, paulatinamente nos dirigirá sin remedio a la prematura degeneración del organismo.

La práctica de alguna actividad física durante nuestros años de juventud, repercutirá beneficiosamente a edades más avanzadas. A mayor prontitud a la hora comenzar una actividad o un programa de ejercicios, mayor será el beneficio obtenido a lo largo del tiempo. Esto también es válido para los ejercicios faciales, siempre será mejor actuar como método de prevención que cuando el deterioro ya es aparente. A pesar de todo y aunque esto sea así, no quiere decir que no se puedan obtener buenos beneficios a edades más avanzadas, siempre se logran resultados positivos y visibles, ya se tengan 50, 60 u 80 años. De todos es conocido, la larga serie de beneficios para la salud que el ejercicio físico nos puede aportar. Su importancia esencial en la prevención de enfermedades degenerativas y su papel paliativo en enfermedades y lesiones crónicas. La actividad física puede convertirse en una terapia de prevención, será como una especie de inversión médica que nos ayudará a evitar, no solo inconvenientes y molestias físicas sino un ahorro en medicamentos a lo largo de nuestra vida.

La mejor manera de luchar contra una enfermedad consiste en prevenirla antes de que aparezca. Todas las actividades y ejercicios que practiquemos durante la juventud, mayor beneficio nos reportará en la edad adulta y en la vejez. Si practicamos la filosofía de una vida sana con su correspondiente actividad física durante las diferentes etapas de nuestra vida, empezando durante la infancia y siguiendo en la adolescencia, juventud, etc., nos garantizaremos una condición física, una vitalidad y una salud inmejorables al llegar a edades más avanzadas.

El ejercicio físico moderado y controlado, nos ha de servir de ayuda para retrasar los efectos desfavorables que provoca la vejez en nuestro cuerpo, al fin y al cabo es lo que nos interesa para conservar en el mejor estado posible nuestro organismo, sobre todo en cuestiones tan importantes como la movilidad y la vitalidad. En definitiva, un cuerpo en forma, que goza de perfectas condiciones físicas, significa un importante ahorro en inversión médica, ahora y en la vejez.

Un programa que nos permita alcanzar un cuerpo en óptimo estado deberá tener en cuenta diversos aspectos sobre cómo mejorar una serie de cualidades físicas, tales como potenciar el desarrollo de la fuerza, la resistencia, la flexibilidad y la coordinación. Es importantísimo mantener a nivel inmejorable estas cualidades físicas, ya que si deseamos mantener un organismo joven y sano será imprescindible que este pueda comportarse como tal. No es posible obtener una juventud facial en un cuerpo con las facultades físicas mermadas por el descuido, la dejadez y la comodidad.

La tarea a emprender para retrasar los efectos físicos y estéticos que vienen dados por la vejez, debe comenzar por un trabajo conjunto y combinado, que incluya la práctica de ejercicios faciales y un trabajo general de todo el resto del cuerpo.

Practicar deportes colectivos como el futbol, tenis, golf, etc. pueden ayudar en cierta manera a mejorar nuestra condición física. No estoy diciendo que no sirvan ni que se dejen de practicar, pero personalmente me decanto por los ejercicios de musculación, tanto para los hombres como para las mujeres, para los jóvenes y para los no tan jóvenes. El entrenamiento de fitness como se le llama actualmente, permite confeccionar programas a medida de cualquier usuario, sin riesgos para la salud y con grandes beneficios físicos. Trabajar el cuerpo de forma íntegra pero con ejercicios localizados. Dejando aparte si esta actividad es de nuestro agrado o no, si nos aburre o no, estoy totalmente convencido de que realmente es la que proporciona los mejores resultados, de forma rápida y segura. Los demás deportes y actividades se pueden practicar pero el eje principal debería ser la musculación combinada con alguna actividad aeróbica (correr, nadar, ciclismo, etc.)

5

EL ESTILO DE VIDA EN LA LUCHA CONTRA EL ENVEJECIMIENTO

Una persona que mantiene un estilo de vida sano, es una persona que intenta mantener intactas las cualidades físicas del organismo a través de un ejercicio adecuado y de una dieta equilibrada, se preocupa y está dispuesto a que su cuerpo sea capaz de conseguir y mantener a pesar del transcurso del tiempo, diferentes habilidades como la fuerza, resistencia, reflejos, coordinación, etc.

Debemos aprender a armonizar la actividad física con un tipo de alimentación acorde a nuestras necesidades vitales y calóricas, prestando atención a la edad, constitución, nivel de actividad, etc. Este particular estilo de vida dinámico acompañado de una alimentación adecuada, nos llevará de forma ineludible a disfrutar de mejor salud, lo que nos proporcionará un seguro a corto, medio y largo plazo en la prevención de enfermedades y trastornos asociados a la vejez, o dicho de otra manera, es una forma de invertir en nuestra propia salud.

Para hacer que esto funcione tendremos que plantear casi obligatoriamente la combinación de ejercicio físico general con una adecuada alimentación, y cuando digo adecuada significa alimentarse acorde a la edad, sexo, tipo de físico y actividad que uno realice. No puede fallar ninguna de las dos partes si queremos obtener los mejores resultados. Ejercicio y dieta, dieta y ejercicio, son complementarios e inseparables, ya sea para el cuerpo en general como también para los músculos faciales que es de lo que trata este libro.

Todos sabemos y somos conscientes de la importancia de llevar una alimentación equilibrada, poseamos mayor o menor conocimiento de ello, sólo decir que una alimentación ideal tendría que aportar al organismo un balance equitativo de calorías, apropiado a cada individuo especifico y que aporte cada uno de los principios básicos: los hidratos de carbono, las proteínas y las grasas, como asimismo de las vitaminas y minerales en las proporciones correctas y ajustadas.

Igualmente cabe la posibilidad de reforzar nuestra dieta suplementándola con alguno de los muchos productos dietéticos que se comercializan en la actualidad, hablando claro está, siempre de productos legales y de venta libre.

Los suplementos dietéticos como vemos se encuentran fácilmente disponibles y abarcan un amplio espectro de posibilidades. Estos productos se pueden distribuir para el consumo formando preparados que pueden incluir desde uno a varios componentes, tales como: vitaminas, minerales, aminoácidos, proteínas, productos y preparados de herboristería, de parafarmacia, etc. Adquiriendo para su empleo la forma de pastillas, polvos, líquidos, etc.

Lo ideal sería saber escoger los suplementos acorde a nuestras necesidades. Tampoco en esta ocasión voy a extenderme en detalles y redactar un catálogo de productos dietéticos, a pesar de que lo considero un tema de lo más interesante. El extenso y variado campo que abarca la suplementación y los demás productos dietéticos es una gran opción a tener en cuenta para llevar un estilo de vida saludable, como soporte a la dieta, para obtener algún beneficio concreto o para aliviar sino remediar problemas de salud. Como digo es un tema amplio y complejo, en el caben muchos aspectos y consideraciones. Es cierto que hay diferentes opiniones sobre el tema de si es no necesario el uso de suplementos, incluso entre expertos, tenemos partidarios y detractores. Existen médicos y dietistas que están a favor de complementar nuestra alimentación con alguno de estos productos y otros que se niegan en rotundo, argumentado que una dieta normal y equilibrada ya es capaz por si misma de proporcionar todos los elementos nutritivos que pueda necesitar el organismo.

Creo que en cada uno está el deber de informarse y decidir qué es lo que le puede parecer más razonable y provechoso.

Hay muchas y diferentes razones por las que alguien pueda tener interés en empezar a utilizar en su provecho algún tipo de suplementación nutricional, ya sea del tipo herbolario, de dietética deportiva, de parafarmacia o farmacia. Por ejemplo:

- A nivel deportivo: para aumentar el rendimiento físico, mejorar la recuperación, combatir el desgaste físico producido por el exceso de actividad, etc.

- Dietéticamente: para personas que precisen bajar de peso y se vean obligadas a dietas muy restrictivas y tengan necesidad de apoyarse en los suplementos para evitar carencias nutritivas, o en otros casos servirse de ellos para acelerar el metabolismo. Asimismo puede ocurrir al contrario, personas que quieren subir de peso o son demasiado delgadas y les cuesta mantener los kilos adecuados, pueden recurrir a complementar su dieta reforzándola con productos dietéticos para favorecer la ganancia de peso.

- A nivel de ciertos tipos de trastornos individuales: personas nerviosas que hacen uso de productos que les ayudan a calmarse, otras para que les ayuden a dormir, o al contrario, personas muy tranquilas que en algún momento aprovechan los efectos de algún tipo de sustancia estimulante.

- A nivel de ciertos tipos de enfermedades o problemas de salud: aquí caben casi todas las enfermedades y las que no lo son propiamente dichas, casi sería interminable escribir una lista de todas ellas. Existen diferentes remedios y soluciones para todo, para la tensión sanguínea, el colesterol, la menopausia, la osteoporosis, problemas musculares, corazón, circulación, asma, hígado, intestinos, huesos, articulaciones, etc.

Antes, volver a resaltar lo importante de practicar ejercicio a nivel general, adecuado a nuestra condición física y edad, llevar una alimentación equilibrada y coherente a nuestras necesidades. Esto de por sí, ya es la mayor garantía para preservar la salud y la juventud. A pesar de vayamos cumpliendo años y aunque nos vayamos haciendo mayores, si de forma inteligente nos mantenemos activos y nos alimentamos correctamente, como digo, esto nos dará el respaldo necesario para poder mantenernos jóvenes durante mucho tiempo.

Desde tiempos ancestrales el ser humano siempre ha tenido la tendencia a utilizar en su provecho el uso de plantas y otros elementos naturales como remedios medicinales, que aplicaba según los criterios de conocimientos y creencias de la respectiva época que le tocase vivir. A veces estos remedios los utilizaba a modo de fármacos para curar enfermedades, otras como métodos de prevención y otras para potenciar o mejorar algún aspecto físico. La utilización de complementos en la alimentación cotidiana siempre nos ha acompañado. Hoy día podemos encontrarlos fácilmente en múltiples y diferentes puntos de distribución, ya sea desde una tienda especializada o hasta en cualquier supermercado, existen gran multitud y variedad de productos para cubrir todas las necesidades y ofreciendo diferentes soluciones. En nuestra mano está decidir qué es lo mejor que nos conviene y no malgastar nuestro dinero.

Con la edad, al pasar los años y poco a poco ir envejeciendo, el organismo lentamente va perdiendo una serie de facultades, y ahora no me refiero en particular a las habilidades físicas como puedan ser la fuerza, resistencia, agilidad, coordinación, etc. sino a las de tipo orgánico y metabólico, al deterioro de los sistemas y funciones vitales del organismo, la época de la vida que da lugar a la aparición de trastornos y enfermedades asociadas al envejecimiento.

El declive del organismo a nivel molecular y celular se aprecia en el aumento gradual de desórdenes biológicos, la incapacidad para autorregularse eficazmente, de no poder seguir manteniendo de forma eficiente y estable todas sus funciones. Esto finalmente nos conducirá a un desarreglo metabólico general que se hará notar en una falta de vitalidad y poca resistencia del organismo para hacer frente a los trastornos asociados a la vejez.

Por suerte para nosotros, actualmente es posible encontrar a nuestra disposición ciertos productos y remedios, si bien, aunque somos conscientes de que no son el elixir de la eterna juventud, sí que podemos obtener notables beneficios de sus propiedades.

6

GIMNASIA FACIAL ¿QUÉ ES Y EN QUÉ CONSISTE?

La gimnasia facial consiste en aplicar una serie de ejercicios adecuados a cada grupo muscular de la cara, cabeza y cuello. No son demasiado complicados una vez asimilados. Pero se requiere de cierta práctica y de la técnica adecuada, sobre todo en alguno de ellos. De esta forma, podremos disfrutar y mantener las características de la juventud y retardar al máximo los síntomas del envejecimiento cutáneo.

Para la realización de los ejercicios faciales que enseguida empezaremos a detallar un poco más adelante sólo vamos a necesitar nuestras manos y una cierta constancia. Esta constancia durante el primer mes será casi diaria y después podremos ir espaciando su práctica a por ejemplo 3 días a la semana.

Las manos las utilizaremos a modo de resistencias, algo similar a lo que ponemos en práctica cuando ejercitamos cualquier otra parte del cuerpo con pesas, lo que aquí ocurrirá será que seremos nosotros mismos los que ofreceremos la resistencia, por medio de la correcta colocación de las manos en la zona a tratar.

¿Qué podemos conseguir con la gimnasia facial?

El objetivo fundamental y más significativo es intentar lograr la tonificación muscular. Tonificar un músculo quiere decir que seremos capaces de mejorar su comportamiento y aspecto, alcanzaremos una mejor respuesta a la actividad física y conseguiremos de paso una mejora estética. La tonificación conlleva una ganancia de cierto volumen muscular y una mejora del aspecto de la piel, perdiendo flacidez y ganando en firmeza y tersura cutánea.

Vamos a detenernos por un momento para analizar la posibilidad de que podamos obtener ciertas ganancias en el volumen muscular. Si las capas inferiores de la piel están íntimamente en contacto y adheridas a la musculatura, cualquier reacción de ésta, influirá y afectará directamente sobre todas las capas del tejido cutáneo.

Con un ejemplo gráfico lo entenderemos a la perfección, imaginemos una pelota de playa hinchable, pero no pensemos en ella totalmente inflada, en primer lugar imaginemos que a esta pelota playera, prácticamente no le queda nada de aire, tiene el aspecto de una pelota bastante deshinchada. Si está reposada en el suelo, observaremos que permanecerá algo aplastada y con una cantidad apreciable de pliegues o arrugas ¿ya veis por dónde voy? Si tomamos esta pelota desinflada y con pliegues, para a ir a continuación en busca de su válvula, situamos a ésta en nuestra boca y acto seguido empezamos a insuflar aire, veremos cómo va adquiriendo cada vez más volumen, la superficie de plástico de esta pelota se va tensando a cada soplido nuestro y ¡qué casualidad! a la vez van desapareciendo los pliegues, hasta que por fin toda su superficie acaba quedando totalmente tensa y rígida.

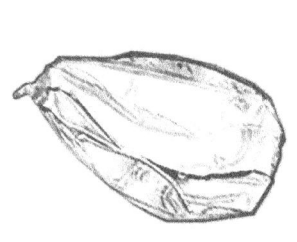 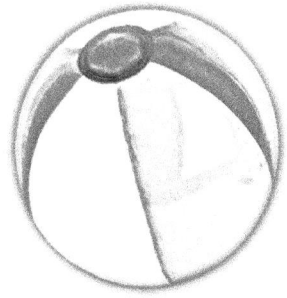

Con esta analogía intento demostrar y hacer entender que un aumento muscular es positivo y necesario, para el resultado final del aspecto facial y de la piel en concreto. Al aumentar ligeramente el volumen muscular, forzaremos a la piel que recubre la respectiva zona a readaptar su superficie, manteniendo una cierta tensión y tirantez, dando por resultado una disminución y atenuación de los pliegues o arrugas, a la vez y de forma considerable los músculos pasarán a estar menos flácidos y ganarán en firmeza, observando una apreciable elevación de los tejidos musculares y cutáneos.

El efecto podría ser algo parecido a lo que sucede cuando recurrimos a las infiltraciones de colágeno para los labios o a los implantes de silicona para los pómulos.

Al ir envejeciendo, como ya hemos visto, la tendencia natural de nuestro organismo, si no ponemos remedio, es la de ir perdiendo de forma paulatina y gradual parte de nuestra masa muscular.

Volviendo al ejemplo de la pelota playera, pero en esta ocasión intentando pensar de forma inversa al caso anterior. Es decir, pensando ahora en la pelota bien hinchada, con su superficie lisa y tensa. Así, tal como está, redonda y firme, que nos sirva de comparación con lo que podría ser la cabeza de una persona joven con el aspecto facial terso y firme. A continuación, imaginemos que lentamente y poco a poco, la pelota va perdiendo algo de aire, y por tanto su superficie se va replegando y arrugando. Aprovecharemos esta situación para comparar esta pérdida de aire con la disminución de la musculatura producida por la edad en las personas. La pelota a medida que se va deshinchando se va arrugando, y nosotros a medida que vamos cumpliendo años vamos perdiendo masa muscular, como si nos fuésemos deshinchando, al perderla favorecemos las arrugas y el sostén de los tejidos cutáneos.

Cuando alguien recurre a infiltrarse alguno de los materiales de relleno disponibles, por ejemplo en las zonas próximas a los labios, el efecto que se intenta alcanzar principalmente, es poder llegar a conseguir un aumento del grosor en estas partes concretas, además si existen arrugas en los límites exteriores de los labios (código de barras) al hincharlos con estos rellenos se obliga a tensar los tejidos adyacentes a los labios, estirando la piel, atenuando o incluso haciendo desaparecer las arrugas.

Si nosotros decidimos llevar a la práctica un programa de ejercicios de musculación facial, la finalidad y los resultados serán los mismos que acabo de describir, buscar un aumento del grosor y la atenuación de las arrugas. Con la ventaja de que estamos obrando de forma natural y asequible, por tanto el resultado redundará en haber conseguido también un aspecto visual de belleza natural y espontánea, sin la necesidad de inyectar substancias extrañas al organismo, además podemos trabajar todas las zonas por un igual, obteniendo unos resultados globales, a nivel de todas las regiones de la cara, cabeza y cuello, no exclusivamente de zonas aisladas. Por el contrario, las desventajas que podremos encontrar son solo para los más perezosos, ya que principalmente será necesario pasar por un periodo de aprendizaje y una constancia regular para obtener resultados.

Si decidimos practicar la gimnasia facial, podremos llegar a conseguir atenuar las arrugas de la piel de la cara, ya que al mejorar el riego sanguíneo debido al ejercicio, aumenta la hidratación y la nutrición de los tejidos cutáneos. Objetivos muy positivos que repercuten en el aspecto sano y juvenil de la cara y del cuerpo.

La tonificación sutil y moderada de los tejidos cutáneos, no solo desarrolla los músculos de la cara, sino que a la vez nos ayuda a relajar la expresión de ésta, permitiéndonos lucir un semblante más firme y sereno.

Me gustaría intentar considerar, para evitar posibles dudas y confusiones que pudieran surgir, que a pesar de todo lo explicado, si alguno de ustedes llegara a pensar o ya piensa que al realizar estos ejercicios, me refiero al de tener que forzar los gestos y expresiones faciales, podría ser que acabásemos provocando un efecto contrario al deseado, es decir, que al realizar muecas y gesticular exageradamente podamos facilitar la aparición indeseada de arrugas.

Pero tranquilos, no hay motivos para alarmarse, lo cierto es que esto no sobreviene, ni mucho menos. Ocurre todo lo contrario, al empezar a movilizar zonas que anteriormente permanecían inactivas, zonas que prácticamente apenas movíamos de forma voluntaria, ahora de repente pasamos a reactivarlas y tonificarlas, así podemos afirmar con total seguridad que todo esto no acarrea ningún inconveniente, de hecho ocurre totalmente lo opuesto.

Por una cuestión de lógica aplastante, estas zonas faciales tendrán que responder a estos estímulos de forma idéntica a como lo haría cualquier otra parte del cuerpo. Un músculo entrenado con pesas responde siempre igual, no hay secretos, acaba por adquirir firmeza y volumen o lo que es lo mismo gana en tono muscular.

7

RECOMENDACIONES PARA LA PRÁCTICA DE ESTOS EJERCICIOS

Para practicar de forma adecuada y correcta los ejercicios será imprescindible, sobre todo al principio, disponer de un lugar en el que podamos permitirnos una cierta tranquilidad y a salvo de contratiempos, así podremos centrar toda nuestra atención en la tarea que nos hemos impuesto. Los ejercicios se deberán realizar de forma controlada, lenta y pausada, intentando acompañar éstos con la adecuada forma de respirar, su técnica ya quedará mejor detallada en el siguiente capítulo. Todo sin prisas, y si al principio cuesta ejercer un control consciente sobre ciertos músculos no desesperar, con la práctica cada vez nos resultará menos complicado.

El mejor momento para realizarlos siempre dependerá de cada uno y de sus circunstancias diarias, pero lo más recomendable sería poder elegir y programar una sesión fija en nuestra jornada cotidiana.

La rapidez de los beneficios dependerá de la frecuencia con que se practiquen los ejercicios, y sobre todo del énfasis que pongamos en aprender la correcta realización de estos, es de vital importancia intentar entender y aprender su apropiada ejecución. Practicar menos con la técnica correcta es más ventajoso y productivo que practicar mucho con técnica inadecuada.

Con unos pocos minutos al día, los músculos faciales pueden mantenerse jóvenes y activos. Realizando unos pocos y entretenidos ejercicios proporcionaremos juventud y vitalidad al rostro, porque la cara revela antes que otras partes del cuerpo el proceso de envejecimiento.

Tengo que volver a recalcar la importancia que tiene la correcta ejecución de los ejercicios, hay que intentar entender perfectamente su explicación, poner énfasis en aprender la adecuada colocación de los dedos, efectuar la presión correcta y en la dirección indicada.

En los inicios, en las fases preliminares del aprendizaje de cualquier actividad física, tenemos que ser meticulosos, poner interés, intentar aprender y entender lo que se quiere llevar a cabo.

En el instante en que decidimos empezar un programa de gimnasia y tonificación facial, deberemos tener en cuenta una serie de requisitos. Aunque pueda parecer una tontería y no hayamos reparado nunca en ello, no solemos ni estamos acostumbrados a mover o ejercitar la musculatura facial, por lo que nos costará tener un control consciente de ciertas partes de la cara o de la cabeza, esto no nos tiene que desanimar, puede que no salga bien a la primera, ni a la segunda, ni... pero con paciencia y perseverancia enseguida seremos capaces de contraer o relajar la musculatura a nuestra conveniencia.

Prestar especial atención a la colocación de las manos y sobre todo de los dedos.

Al principio, la resistencia que efectuaremos con los dedos ha de ser sutil y delicada, no hace falta una gran presión, ni una gran resistencia, más adelante cuando seamos más experimentados, ya estaremos en condiciones de ejercer la resistencia que mejor convenga a cada caso.

Es de considerable importancia llegar a entender las diferentes fases del movimiento muscular, saber cuándo el músculo se contrae o cuando se relaja, para poder aplicar la fuerza necesaria en el momento oportuno.

*****

Cuando el músculo se contrae hay que ejercer con ayuda de los dedos una resistencia en sentido contrario a este y rebajar la tensión cuando el músculo deja de contraerse.

En las ilustraciones que describen a cada uno de los diferentes ejercicios les acompañan unas flechas de diferente color, para que seamos capaces de poder diferenciar de forma clara y concisa el sentido de la fuerza que han de ofrecer las manos en relación a los músculos.

Las flechas negras representan la dirección de la resistencia que han de ofrecer las manos, en particular la yema de los dedos.

Las flechas grises representan la dirección de la contracción muscular.

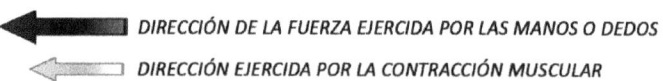 DIRECCIÓN DE LA FUERZA EJERCIDA POR LAS MANOS O DEDOS

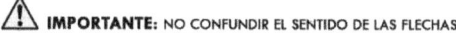 DIRECCIÓN EJERCIDA POR LA CONTRACCIÓN MUSCULAR

⚠ **IMPORTANTE:** NO CONFUNDIR EL SENTIDO DE LAS FLECHAS

Igualmente será significativo mencionar que la fuerza que han de ejercer los dedos no será la misma a lo largo de todo el recorrido muscular, sino que esta resistencia podrá ir variando, es decir, se deberá intensificar la fuerza en el momento de máxima contracción del músculo, oponiéndonos al movimiento de este, y al cesar la fase de contracción, de forma simultánea, deberemos aligerar la resistencia ejercida por los dedos para que de forma controlada y delicada vayamos acompañando a la musculatura a la posición inicial del ejercicio. A este movimiento completo, en su fase de contracción y su fase de estiramiento, le llamaremos una **repetición** y al conjunto de repeticiones le llamaremos una **serie**.

Podemos denominar programa, rutina o tabla, indistintamente al conjunto de varios ejercicios con sus respectivas series y repeticiones.

Como ya veremos en capítulos posteriores, existen diferentes tipos de rutinas y multitud de sistemas para diseñarlas, en función de las necesidades del propio usuario, con el fin de poder obtener los mejores resultados físicos para éste.

Un programa de musculación o de fitness, ha de tener en cuenta diferentes aspectos individuales del sujeto en cuestión como son: la edad, experiencia, grado de forma física, constitución física, disponibilidad horaria, etc. de igual modo en la preparación de un programa específico de ejercicios para la cara, cabeza y cuello será requisito indispensable seguir prestando la debida atención a estas consideraciones.

Aprovecharé este apartado, antes de entrar en detalles técnicos sobre la explicación y ejecución de los ejercicios faciales, para realizar unos apuntes de cómo afrontar la decisión de empezar un programa de gimnasia facial.

Como en todos los aspectos de la vida existen diferentes y variadas opiniones. Personalmente siempre digo que uno tiene el deber de informarse y de saber elegir lo que más le conviene.

Existen otros autores que se dedican a impartir conocimientos sobre el modo de aplicar la gimnasia facial, puede ser que sus métodos difieran de los míos, ellos tendrán sus razones, así como yo tengo las mías.

Mi metodología está basada en mis conocimientos y en mi experiencia en el ámbito de la educación física, pero sobre todo, lo que me ha ejercido una gran influencia es el campo de la musculación y el fitness.

He podido constatar, de forma totalmente rotunda que la intensidad de trabajo es directamente proporcional al resultado obtenido.

*****

Es decir, si un individuo trabaja con una intensidad baja el resultado será bajo, si trabaja con intensidad moderada el resultado será moderado, si trabaja con intensidad moderadamente alta el resultado será moderadamente alto y así sucesivamente, o lo que es lo mismo, si trabajas el cuerpo por medio de ejercicios físicos y esperas que estos te ofrezcan determinados resultados, dependerá de la dedicación y de la intensidad que seas capaz de ofrecer.

Alguna vez, les suelo decir a alguno de mis alumnos para que lo entiendan lo siguiente: si te dedicas y rindes al 15% el resultado máximo que podrás obtener será del 15%, si te entrenas al 30% el resultado y los beneficios serán como máximo del 30%, y así sucesivamente. Es inviable practicar al 15 % y pretender un resultado de por ejemplo el 30 %.

No hay secretos, no vale la idea de entrenar con dedicación e intensidad baja y pretender la ilusa intención de conseguir resultados sorprendentes. Aun así, tenemos y debemos ser responsables y prestar una total atención a nuestras posibilidades para estar seguro de no sobrepasarlas, poner todos los cuidados a nuestro alcance para trabajar de forma segura y saludable, pero sin perder de vista lo mencionado anteriormente.

*****

Estas son unas pequeñas recomendaciones antes de comenzar a practicar los ejercicios faciales:

- Antes de comenzar con la sesión, prestar especial atención a que la piel de la cara esté perfectamente limpia y seca, sin restos de maquillaje ni cremas cosméticas y las manos bien lavadas.

- Si uno decide aplicarse algún tipo de crema cosmética, lo podrá realizar posteriormente, al finalizar el programa de ejercicios, hacerlo antes dificultaría la correcta ejecución de éstos al resbalar los dedos. Una vez hayamos acabado nuestra tabla, al mejorar y aumentar el riego sanguíneo debido al ejercicio, será este el momento ideal para la aplicación de cualquier producto cosmético. *No debemos olvidar ni confundir que los ejercicios para la tonificación facial no son en absoluto masajes faciales.*

- Los ejercicios faciales, me refiero solamente a los de la cara, se pueden realizar estando correctamente sentados, de pie o tumbados, depende de la ocasión y de cómo nos encontremos más a gusto. Yo mismo a veces los practico en la cama cómodamente echado y relajado antes de prepararme para dormir, otras veces si tengo que estar esperando en algún sitio o estoy haciendo cola, medio aburrido, aprovecho para practicar algunos de ellos, me da igual si estoy sentado o de pie. Lo importante es conocer perfectamente la técnica de ejecución. Evidentemente algunos de los ejercicios de cuello deberán ponerse en práctica tal y como están descritos, en sus respectivas posiciones.

Recordaremos de nuevo que hay que fijarse en la dirección de las flechas. Flechas negras dirección de las manos y dedos, flechas grises dirección de la contracción muscular.

8

RESPIRACIÓN

La forma de respirar siempre es una cuestión muy a tener en cuenta en cualquier tipo de actividad física. Respirar correctamente nos ayuda a llevar a buen término situaciones de esfuerzo de modo más efectivo, obtenemos un mejor rendimiento físico y nos posibilita en gran medida una pronta recuperación. En este libro la forma de llevarla a cabo, quedará dividida en dos partes.

Para los ejercicios de la cara y zona superior de la cabeza llevaremos a la práctica un tipo de respiración y para la parte del cuello la variaremos. Es decir, la técnica respiratoria será abordada de modos diferentes según sea la zona a tratar. A continuación lo explico con más detalle para aclarar esto que quiero decir.

Imaginemos que vamos a correr una distancia de unos cuantos kilómetros, pongamos que sean aproximadamente 5 km y que el ritmo de la marcha no será extenuante, el justo que nos permita respirar de forma tranquila y desahogada, al decidir correr de esta forma deberíamos pensar que será importante que adoptemos durante la carrera un ritmo de respiración que deba ser rítmico y constante a lo largo de todo el tiempo que dure el ejercicio, ya que el aporte de oxígeno no debe ser interrumpido. Respiramos sin complicaciones, simplemente de forma natural y acorde al ritmo e intensidad de la actividad, la respiración podrá ser más lenta o acelerada, más profunda o menos, según nos convenga. Esta es la forma de respiración que adoptaremos para los ejercicios faciales y de la parte superior de la cabeza.

La explicación lógica para que decida que esto sea así, es la siguiente, los músculos de la cara son pequeños y tienen un recorrido muy corto por lo que acompasar la respiración, es decir, la inspiración y expiración al movimiento facial sería bastante lento, tedioso y complicado.

Ya de por sí a la gran mayoría de practicantes de gimnasia facial les costará dominar la técnica mecánica de algunos de los ejercicios, como para complicarlo aún más con la respiración, así que la técnica aconsejada para la correcta realización de esta, durante la ejecución de los ejercicios faciales y parte superior de la cabeza será seguir esta sencilla regla general:

Adoptar un ritmo de respiración que deberá ser constante y uniforme, y que deberá estar acompasado al recorrido de cada repetición a lo largo de todo el tiempo que dure el ejercicio. Es decir en una fase del movimiento inspiramos y en la otra expiramos, indistintamente de si estamos contrayendo o estirando el músculo.

De todas formas ya lo volveré a recordar alguna vez más, cuando empecemos a detallar la explicación de cada uno de los ejercicios faciales.

En cambio para los ejercicios de cuello nos regiremos por una técnica respiratoria diferente, ya que al tener que movilizar mayores zonas musculares nos veremos obligados a efectuar un mayor recorrido, esto nos dará el tiempo necesario para poder acompasar la respiración al movimiento, y ésta a su vez también nos ayudará a conseguir una velocidad de ejecución más adecuada. Son algunas reglas básicas y sencillas que si las llevamos a cabo nos reportarán un mayor beneficio.

Para cada uno de los respectivos ejercicios del cuello, ya ofrecemos una explicación detallada de cómo ha de ser la técnica respiratoria correcta en cada uno de ellos.

2ª Parte
EJERCICIOS FACIALES

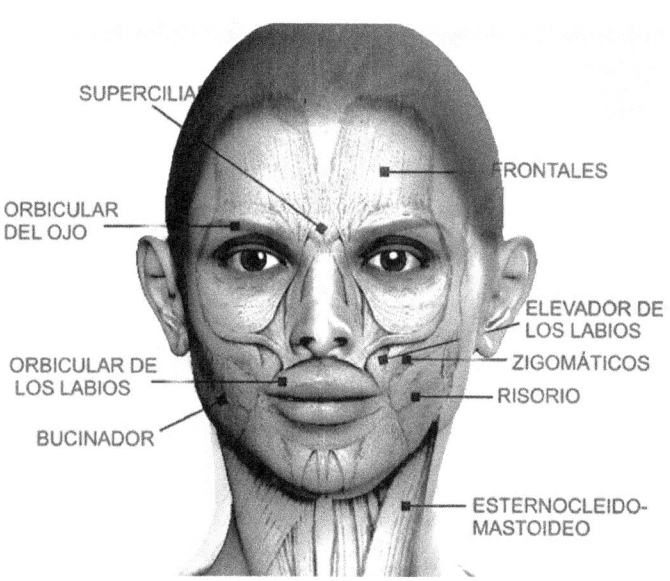

SUPERCILIA[R]

FRONTALES

ORBICULAR
DEL OJO

ELEVADOR DE
LOS LABIOS

ZIGOMÁTICOS

ORBICULAR DE
LOS LABIOS

RISORIO

BUCINADOR

ESTERNOCLEIDO-
MASTOIDEO

9

EJERCICIO PARA LA FRENTE

Este ejercicio trabaja el músculo frontal, el que ayuda a elevar y mover las cejas. Al contraerlo se forman las famosas arrugas en la frente.

Beneficios estéticos: ayuda a la prevención y formación de arrugas de la parte frontal y del entrecejo o a atenuar el aspecto de estas una vez ya formadas, colabora a mantener bien firme y tonificada la parte superior de la cabeza, impidiendo el descuelgue de todos los tejidos de esta extensa zona anterior.

FRENTE

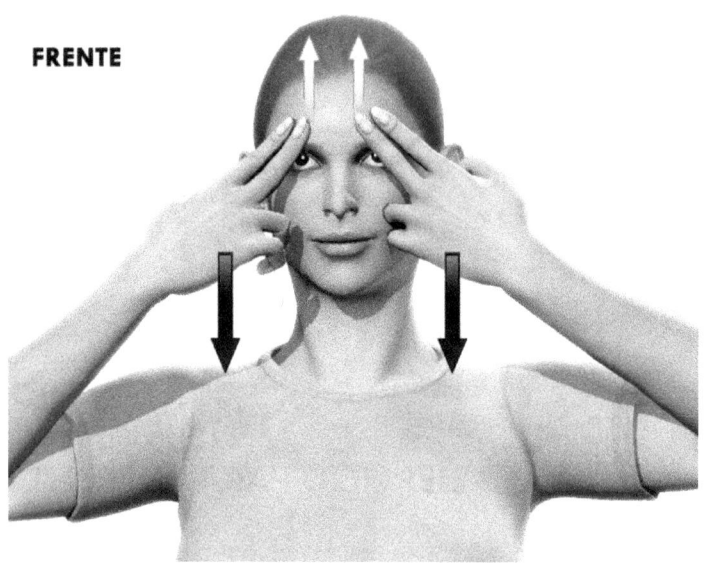

Forma de realizarlo:

Se puede efectuar sentado, de pie o tumbado. Colocar dos dedos de cada mano sobre la frente, justo por encima de las cejas, los codos pueden estar colocados como en la imagen o si se prefiere se pueden apoyar en una mesa. Los dedos deberán de contrarrestar el gesto de elevar las cejas, tendrán que hacer la resistencia justa y adecuada para que cueste un cierto trabajo alzarlas, pero que al final nos permita elevarlas totalmente, cuando lleguemos al máximo punto del recorrido, aguantamos la contracción uno o dos segundos y relajamos, para acto seguido volver a dejarlas descender lentamente, en su justa medida las iremos acompañando suavemente con los dedos, a continuación de nuevo volveremos a reanudar la elevación de las cejas, y así hasta completar las repeticiones deseadas.

10

EJERCICIO PARA LOS PÓMULOS Y LAS BOLSAS DE LOS OJOS

Aquí trabajaremos la zona de los pómulos, reafirmándolos y la parte inferior de los ojos, que incluye la zona baja de los parpados inferiores y lo que normalmente llamamos ojeras o bolsas en los ojos.

Beneficios estéticos: ayuda a prevenir la aparición de las bolsas o hinchazón en la parte inferior de los ojos, o a mejorarlas una vez ya formadas, las cuales pueden presentarse por múltiples y diferentes causas.

Un gran beneficio, entre otros, de ejercitar esta zona estriba en favorecer y estimular de forma notable la circulación sanguínea, lo que redunda en una serie de efectos positivos a nivel de oxigenación y nutrición celular en músculos y piel, reabsorción de líquidos y toxinas, además de contribuir a una mejora del metabolismo local al movilizar toda esta área.

Al ejercitar esta zona también colaboramos en la prevención y mejora de las finas arrugas o líneas de expresión que surgen en la parte exterior o lateral de ambos ojos, a las que solemos denominar coloquialmente como **"patas de gallo"**.

Otro gran efecto significativo debido al trabajo directo sobre los músculos de los pómulos y mejillas, se debe a que nos ayuda a evitar la caída y flacidez de éstos, colaborando a mantenerlos altos y firmes, lo que a su vez favorece un efecto atenuador sobre el **surco nasogeniano**, (los dos surcos que nacen en los extremos inferiores de la nariz y descienden oblicuamente hacia las comisuras de los labios).

Un poco más adelante veremos otro ejercicio que volverá a tocar esta área de la cara junto con otra, es una variante de dos ejercicios combinados para trabajar en conjunto una zona más amplia, de esta forma extenderemos los efectos con un solo ejercicio.

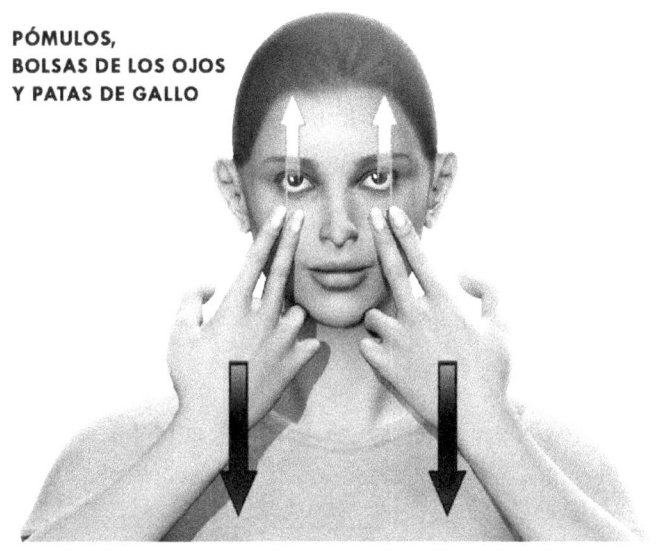

**PÓMULOS,
BOLSAS DE LOS OJOS
Y PATAS DE GALLO**

Forma de realizarlo:

Situar dos dedos de cada mano debajo de los ojos, justo en la parte más prominente del pómulo, donde más sobresale el hueso y ligeramente hacia el exterior, ejercemos una presión muy suave y tiramos levemente hacia abajo, importante, no colocar los dedos encima de las bolsas de los ojos, ni en los parpados.

Ahora deberemos ofrecer una cierta resistencia con los dedos, intentando elevar los músculos hacia arriba como si hiciésemos el gesto de cerrar los ojos, aunque en realidad no sea del todo necesario.

Las yemas de los dedos tendrán que oponerse al gesto de elevar los pómulos, tienen que hacer la resistencia justa y adecuada para que cueste trabajo elevarlos pero que al final podamos llevar a cabo tal acción totalmente, cuando lleguemos al máximo recorrido, aguantamos la contracción uno o dos segundos y relajamos para volver a dejarlos caer lentamente, acompañamos el descenso suavemente con los dedos. A continuación podemos volver a reanudar la elevación de los pómulos y así hasta completar las repeticiones deseadas.

Prestar especial atención y cuidado en la colocación correcta de los dedos, sobre todo si se padecen bolsas pronunciadas, evitar apoyar los dedos sobre ellas, y no ejercer demasiada presión.

11

EJERCICIO PARA LOS PÁRPADOS SUPERIORES

Aquí trabajamos la zona de los párpados superiores, y en general toda la sección alta de los ojos.

Beneficios estéticos: fortalece y mejora la piel de los párpados superiores, ayuda a prevenir y a aliviar los síntomas de parpados hinchados de igual forma que el ejercicio anterior, debido a la mejora del metabolismo y la circulación local, lo que redundará en una serie efectos positivos a nivel de oxigenación celular en músculos y piel, promueve la reabsorción de líquidos en esta zona tan propensa a ello y colabora en la prevención y mejora de las denominadas "patas de gallo", así como en las arrugas del entrecejo. Comentar que la práctica de este ejercicio actúa como un gran remedio relajante de las zonas periféricas próximas a los ojos y de los globos oculares, ayuda a aliviar la tensión y a calmar los ojos cansados.

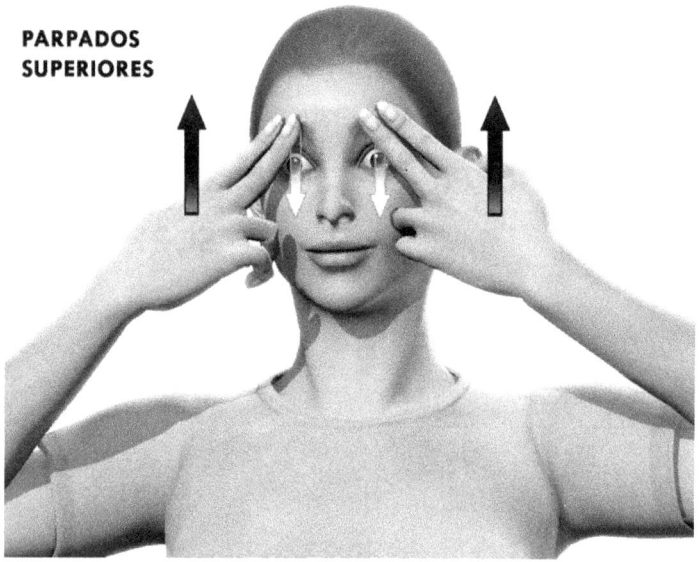

PARPADOS SUPERIORES

Forma de realizarlo:

Situamos dos dedos de cada mano justo sobre las cejas (más o menos), con la ayuda de estos empujaremos ligeramente las cejas hacia arriba y cuando estemos listos, cerramos con un cierto énfasis los ojos, los mantendremos así durante uno o dos segundos, de nuevo en este punto, retornamos a la posición inicial, nos preparamos acto seguido a reanudar la repetición del movimiento, hasta poder completar la serie.

12

VARIANTE PARA LOS PÓMULOS, BOLSAS DE LOS OJOS Y PÁRPADOS SUPERIORES

Esta es una variante que combina las dos formas de ejercicios, correspondientes a los capítulos o apartados nº10 y nº11, de esta forma ampliamos los efectos con un solo ejercicio que abarca desde los parpados superiores hasta los pómulos. Esto no significará que este ejercicio en particular deba o pueda sustituir a los otros dos, cada uno de ellos tiene su espacio exclusivo en el diseño de los programas de gimnasia facial.

Beneficios estéticos: exactamente los mismos que en los dos ejercicios anteriores, con la salvedad de que aquí sumamos y ampliamos los efectos. Mejora de la tonificación general de la zona, notable incremento de la estimulación sanguínea, lo que redunda en una serie de efectos positivos a nivel de oxigenación y nutrición celular en músculos y piel, reabsorción de líquidos y toxinas, además de contribuir a una mejora del metabolismo local al movilizar toda esta área.

Al ejercitar esta zona también colaboramos en la prevención y mejora de las finas arrugas que surgen en la parte exterior o lateral de ambos ojos, lo que solemos denominar como "patas de gallo". Así como de las arrugas del entrecejo, etc. La práctica de este ejercicio actúa como un gran remedio relajante de las zonas periféricas próximas a los ojos y de los globos oculares, ayuda a aliviar la tensión y a calmar los ojos cansados.

Otro gran efecto significativo debido al trabajo directo sobre los músculos de los pómulos y mejillas, se debe a que ayuda a evitar la caída y flacidez de éstos, colaborando a mantenerlos altos y firmes, lo que a su vez favorece un efecto atenuador sobre el surco nasogeniano.

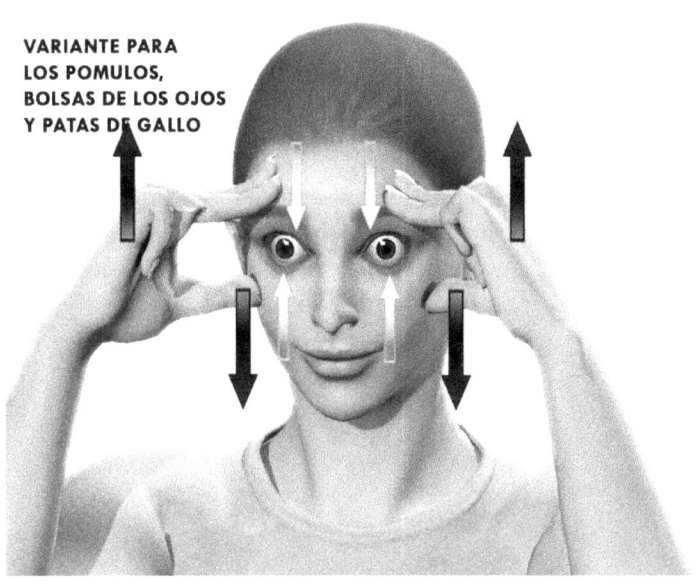

VARIANTE PARA LOS POMULOS, BOLSAS DE LOS OJOS Y PATAS DE GALLO

Forma de realizarlo:

Colocar dos dedos de cada mano justo sobre las cejas, nos ayudamos con la yema de los dedos para empujar ligeramente las cejas hacia arriba, y en esta ocasión también haremos uso de los pulgares que pasaremos a situarlos justo sobre los pómulos, en su parte prominente. Es decir, dos dedos de cada mano sobre las cejas y sus pulgares respectivos sobre los pómulos, haciendo el intento de forzar la apertura de los ojos un poco más de lo debido.

Cuando ya tengamos las manos en la posición apropiada entonces intentaremos cerrar al máximo los ojos añadiendo un cierto énfasis, bajando las cejas y simultáneamente elevando los pómulos, mantenemos cerrados los ojos uno o dos segundos para seguidamente volverlos a abrir y retornar lentamente a la posición inicial.

Como en el caso del ejercicio anterior, perteneciente al apartado nº 10 (EJERCICIOS PARA LOS POMULOS Y LAS BOLSAS DE LOS OJOS). Prestar especial atención y cuidado en la colocación correcta de los dedos, sobre todo si se padecen bolsas pronunciadas, evitar apoyar los dedos sobre ellas, ni ejercer demasiada presión.

13

EJERCICIO PARA EL ENTRECEJO O CEÑO

Aquí trabajamos el espacio entre las dos cejas. En concreto la zona ocupada por el músculo superciliar encargado de ayudarnos a fruncir el ceño.

Beneficios estéticos: básicamente este ejercicio contribuye a prevenir o a atenuar las arrugas del entrecejo, al tonificar esta pequeña sección de la cara, conseguimos como resultado un cierto volumen muscular que ayudará a atenuar las típicas líneas de expresión de esta zona.

Además, con el tiempo es un ejercicio que nos ayudará a relajar el aspecto facial.

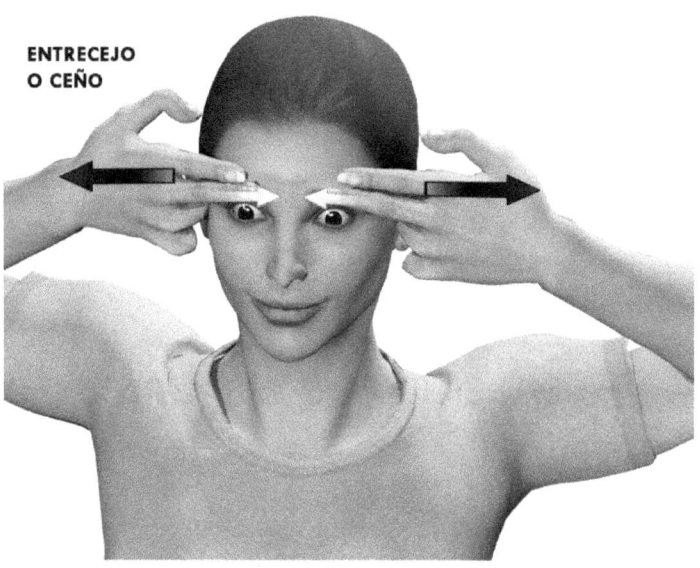

ENTRECEJO O CEÑO

Forma de realizarlo:

Colocar dos dedos de cada mano justo encima de las cejas, como figura en la ilustración. Los codos levantados casi a la altura de los hombros, los dedos índice de cada mano apoyados por encima de las cejas y los medios justo sobre ellas. La fuerza a ejercer con las manos será la de intentar separar un poco más las cejas, tirando suavemente hacia el exterior y la función de los músculos es la de intentar juntarlas, es decir imitar el gesto de fruncir el ceño, como cuando nos enfadamos. Mantenemos esa posición uno o dos segundos y volvemos al punto inicial para completar las repeticiones deseadas.

14

EJERCICIO PARA EL LABIO INFERIOR

Con este ejercicio lo que trabajaremos será la región correspondiente al labio inferior, ayudando a mejorar la tonificación y a recuperar el grosor, no solo del labio, sino de toda de toda esta zona inferior.

Beneficios estéticos: ayuda a prevenir o a mejorar en gran medida el adelgazamiento que se va produciendo por la edad en la musculatura de los labios, a medida que nos hacemos mayores vamos perdiendo el tamaño y el grosor de éstos, al replegarse la piel da lugar a la aparición de pequeñas arrugas verticales alrededor de los labios, llamadas también en lenguaje coloquial **"código de barras"**.

Al practicar este ejercicio y recuperar cierto volumen en la musculatura de los labios seremos capaces de corregir en un alto grado este deterioro y si no es el caso ayudaremos a prevenirlo.

Debo decir que tanto este ejercicio, del labio inferior como el del labio superior dan sorprendentes y rápidos resultados, ya que son unos ejercicios relativamente sencillos de aprender, prácticamente a todo el mundo le resulta sumamente fácil movilizar de forma consciente esta zona. Incluso a esto, a diferencia de los otros músculos faciales le podemos añadir que disfrutaremos de una capacidad para trabajar con un aceptable recorrido muscular lo que redundará en un mayor y más acelerado beneficio.

Otros aspectos positivos de la tonificación y el aumento de grosor se extienden hasta los músculos bucinadores, que como ya hemos mencionado anteriormente, forman parte de la zona que denominamos carrillos.

LABIO INFERIOR

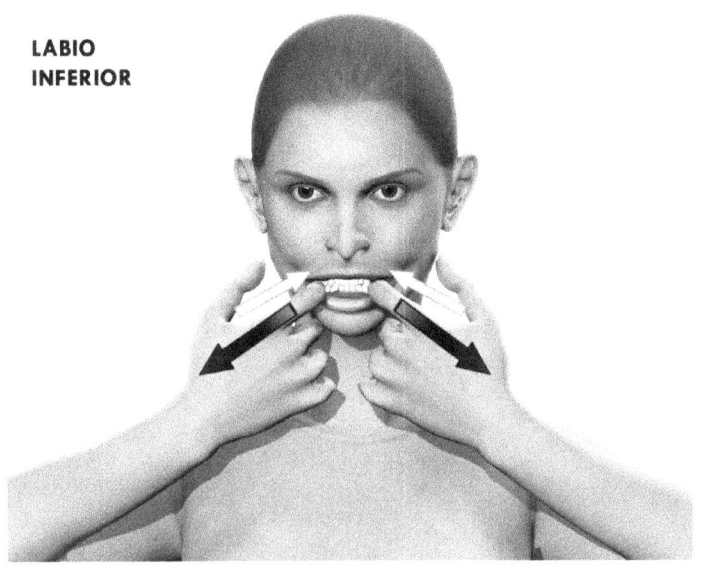

Forma de realizarlo:

Colocar el dedo índice de cada mano entre las comisuras de la boca y el pulgar por fuera, cogiendo el labio con un dedo por dentro y el otro por fuera, el pulgar puede actuar a modo de pinza.

La fuerza o resistencia a ejercer sobre todo al principio ha de ser delicada y suave, empezamos a tirar con los dedos hacia el exterior, pero en dirección ligeramente hacia abajo como muestran las flechas, aunque en la imagen superior pueda dar la impresión de que estamos tirando en exceso de los labios, en realidad no es así, no hace falta tirar de forma excesiva, simplemente deberemos abrir hasta una posición cómoda y cuando lo hayamos conseguido el siguiente paso será comenzar a juntar los dedos con el esfuerzo de los labios, intentando contraer la musculatura, sobre todo la que pertenece a la zona baja de la boca, enfocando y concentrando nuestra tarea en el labio inferior, mantenemos la posición uno o dos segundos, relajamos, para acto seguido volver de nuevo a tirar con los dedos suavemente y despacio, acompañando al movimiento y volviendo lentamente al estado inicial, así hasta completar las repeticiones deseadas.

15

EJERCICIO PARA EL LABIO SUPERIOR (CODIGO DE BARRAS)

Con este ejercicio lo que trabajaremos será la zona del labio superior, como en el caso anterior, ayudaremos a mejorar la tonificación y el grosor de toda esta zona.

Beneficios estéticos: ayudamos a prevenir o a mejorar en gran medida el adelgazamiento que se va produciendo por la edad en la musculatura de los labios, incluso las personas jóvenes si ejercitan esta zona pueden lograr visibles beneficios a nivel de desarrollo muscular, mejorando la apariencia de los labios.

Las pequeñas arrugas verticales que se forman alrededor de la boca, el "código de barras", con la edad aún se vuelven más evidentes en la zona del labio superior, con la práctica de este ejercicio, a estas arruguitas las podemos atenuar en gran medida e incluso hacerlas desaparecer.

Los efectos positivos de la tonificación y el aumento de grosor se extienden hasta los músculos bucinadores (los músculos de las mejillas o mofletes), añadiendo en este caso un efecto atenuador sobre el surco nasogeniano (los dos surcos que nacen en los extremos inferiores de la nariz y descienden oblicuamente hacia las comisuras de los labios).

LABIO SUPERIOR

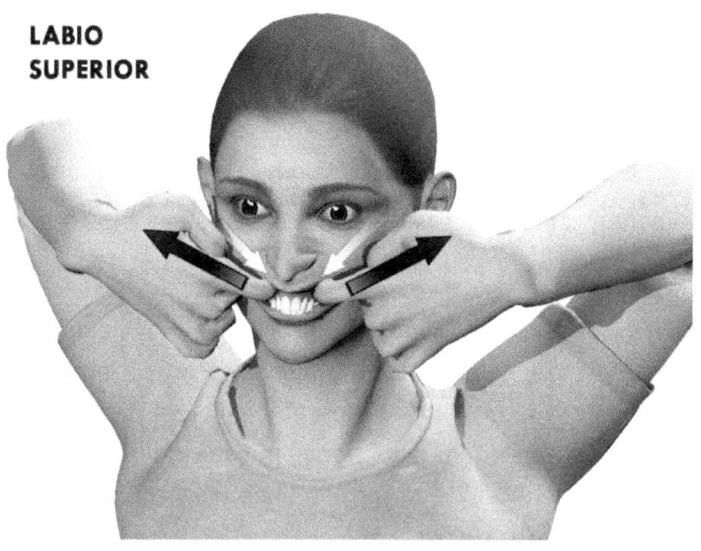

Forma de realizarlo:

Colocar el dedo índice de cada mano hacia las comisuras y dentro de la boca a modo de gancho y el pulgar cogiendo el labio por fuera a modo de pinza, y como ya he dicho la fuerza o resistencia a ejercer ha de ser delicada y suave, sin brusquedad. Los brazos han de elevarse y los codos apuntar alto.

Empezaremos a tirar con los dedos hacia el exterior pero ligeramente hacia arriba, vuelvo a repetir que no hace falta tirar en exceso, simplemente abrir hasta una posición relativamente cómoda y el siguiente paso será comenzar a intentar juntar los dedos procurando contraer los músculos, para encoger al máximo los labios, concentrándonos esta vez sobre todo en el labio superior, mantenemos la posición uno o dos segundos y volvemos a empezar.

*****

A estas alturas del libro volveré a recordar y a hacer hincapié en unas reglas de carácter esencial para no olvidar de llevarlo todo a la práctica de la mejor forma posible.

Recordaremos de nuevo que hay que fijarse en la dirección de las flechas. Flechas negras, dirección de la fuerza de las manos y dedos, flechas grises dirección de la contracción muscular.

Estas son unas pequeñas pero imprescindibles recomendaciones antes de comenzar a practicar los ejercicios faciales:

- Antes de comenzar con la sesión, prestar especial atención a que la piel de la cara esté perfectamente limpia y seca, sin restos de maquillaje ni cremas cosméticas y **las manos bien lavadas.**

- Si uno decide aplicarse algún tipo de crema cosmética, lo podrá hacer posteriormente, al finalizar el programa de ejercicios, antes dificultaría la correcta ejecución de éstos al resbalar los dedos. Una vez hayamos acabado nuestra tabla, al mejorar y aumentar el riego sanguíneo debido al ejercicio, será este el momento ideal para la aplicación de cualquier producto cosmético.

- Los ejercicios faciales, me refiero solamente a los de la cara, se pueden realizar estando correctamente sentados, de pie o tumbados, depende de la ocasión y de cómo nos encontremos más a gusto. Yo mismo a veces los practico en la cama cómodamente echado y relajado antes de prepararme para dormir, otras veces si tengo que estar esperando en algún sitio o estoy haciendo cola, medio aburrido, aprovecho para practicar algunos de ellos, me da igual si estoy sentado o de pie. Lo importante es conocer perfectamente la técnica de ejecución. Evidentemente algunos de los ejercicios de cuello deberán ponerse en práctica tal y como están descritos, en sus respectivas posiciones.

16

EJERCICIO PARA LAS MEJILLAS O MOFLETES

Con este ejercicio lo que trabajaremos será la zona de los carrillos o mejillas, cuyo músculo principal se llama bucinador.

Beneficios estéticos: su principal ventaja consiste en evitar la caída y la flacidez de los tejidos de la parte inferior a ambos lados de la cara, causa un efecto atenuador del surco nasogeniano en combinación con otros ejercicios faciales, previene o mejora las pequeñas arrugas que se forman en la parte anterior del pabellón auditivo.

MEJILLAS, MOFLETES, CARRILLOS

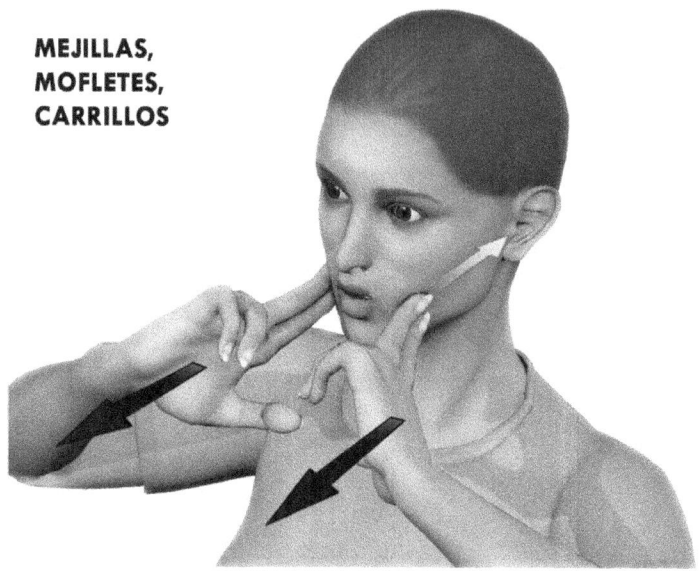

Forma de realizarlo:

Colocar el dedo índice y medio tal como muestra la ilustración a ambos lados de la cara, "clavando" delicadamente las yemas de los dedos aproximadamente a 1'5 cm de la comisura de los labios, ejerciendo una ligera presión hacia delante para luego intentar desplazarlos hacia atrás retrayendo las mejillas, aguantamos la posición uno o dos segundos y volvemos al inicio.

Y con este ejercicio hemos acabado prácticamente el trabajo de las zonas más importantes de la cara, nos quedan por tratar las zonas de la parte craneal y del cuello como veremos a continuación.

17

EJERCICIOS PARA LOS MÚSCULOS DE LA ZONA SUPERIOR DEL CRANEO

Actualmente ya se comienza a hablar y a conocer algo más lo que significa la gimnasia facial, ya somos cada vez más los que entendemos la lógica de poder ejercitar el cuerpo de forma íntegra, incluyendo los músculos de la cabeza y el cuello, sobre todo a partir de cierta edad.

Los ejercicios que a continuación expondré, trabajan una zona que por lo general prácticamente nadie es consciente de que pueda ser ejercitada de forma voluntaria, si alguien tiene alguna idea, a lo sumo piensa que la principal forma de estimularlos es a base de masajes o frotaciones.

Lo que seguidamente pasaré a proponer, no sin antes dejar claro y que por supuesto se me entienda perfectamente, es que no estoy hablando de un masaje, no se trata de mover con ayuda de las manos el cuero cabelludo, ni de frotarlo como pueden hacer en un salón de peluquería, es un trabajo consciente, voluntario y activo de la musculatura.

Las manos no frotan ni masajean. La función específica del trabajo en este caso de las manos y en concreto de los dedos, es la misma que en los ejercicios anteriores crear un trabajo de resistencia, de carga, de oposición al movimiento muscular.

A título personal diré que estos ejercicios los considero imprescindibles para completar un buen programa de gimnasia facial, aunque no estén propiamente en la cara son muy importantes, ya que ejercen una gran influencia en el resto de la musculatura de la cabeza y en el aspecto general de esta. Estos músculos al cubrir toda la parte superior de la cabeza ejercen una función de **sostén** para todos los demás músculos y tejidos faciales, al tenerlos firmes y tonificados conseguimos evitar la caída del resto de la musculatura adyacente, de la piel y de todos los demás tejidos cutáneos.

Creo que el ejemplo y el gráfico expuesto en el apartado nº2 (LOS ESTRAGOS DE LA EDAD) ilustra a la perfección y de forma muy comprensible lo que quiero decir. También es cierto que estos ejercicios, son los más difíciles de explicar, los más difíciles de entender y los más difíciles de llevar a la práctica, al intentar trabajar una zona del cuerpo que la mayoría de las personas ni siquiera sabe que pueden movilizar mediante un acto voluntario. Al principio costará un poco de esfuerzo ejercer este control de la voluntad, pero no hay que desanimarse, es cuestión de paciencia y un poco de perseverancia, hay que entender que una zona del cuerpo que no se intentado mover durante años no vamos a conseguir moverla de forma efectiva de la noche a la mañana. Así que ¡ánimo! paciencia y manos a la obra.

Como en los casos expuestos con anterioridad, las ilustraciones de los ejercicios que acompañan a este apartado las he dispuesto señaladas con unas flechas de dos tonalidades, las de color gris representan la dirección del movimiento muscular y las de color negro representan el sentido de la resistencia ejercida por las manos.

Es fundamental entender en su totalidad lo que viene a continuación. Sólo explicaré dos ejercicios, la posición parece la misma pero tiene un doble sentido, me explico: la posición de las manos y la colocación de los dedos sobre la cabeza es prácticamente la misma para los dos ejercicios, lo que ocurre es que en el primer caso la musculatura actuará primero en una dirección, y en el segundo en dirección opuesta o antagónica. Lo entenderemos mejor cuando lleguemos a la definición de los ejercicios. Cuando se han comprendido y ejecutado correctamente los movimientos de esta zona superior de la cabeza y cuando hemos conseguido realizar unas cuantas series y repeticiones, es probable que empecemos a percibir algo similar a una especie de ligero recalentamiento y congestión de toda la zona trabajada, esto va unido a una especie de tirantez y agarrotamiento local pasajero. Sensaciones positivas y hasta agradables de sentir, estas sensaciones son síntomas de que estamos ejecutando correctamente los ejercicios. Los efectos que podemos llegar a percibir son muy similares a cuando recibimos un masaje vigoroso sobre el cuero cabelludo, aunque vuelvo a repetir, el propósito no es proporcionar un masaje, no son las manos quienes tienen que mover el cuero cabelludo, es el cuero cabelludo quien ha de mover las manos.

A título de información, me gustaría añadir que aparte de estos dos ejercicios que expondré seguidamente existen algunas formas más de poder trabajar esta zona. A pesar de que parezca o podamos pensar que es una zona de muy limitado movimiento, en realidad no es así, es bastante más compleja de lo que pueda parecer en un principio. No entraré en más detalles para no complicar en demasía la correcta comprensión del libro, y sólo me limitaré como ya digo a dos formas de trabajo, dos ejercicios antagónicos, que en definitiva, si los llegamos a dominar y a controlar, ya de por sí son muy importantes y nos llevarán a alcanzar notables beneficios positivos al ejercitar esta zona.

Parecerá difícil de creer que unos movimientos tan cortos y limitados como estos, nos puedan servir de inapreciable ayuda para mejorar el tono muscular de toda esta zona, y colaborar por su gran influencia en el resto de la musculatura facial, evitando la flacidez y la caída de los demás tejidos cutáneos, además de mejorar e incrementar la circulación sanguínea en una parte del cuerpo que apenas movemos.

18

EJERCICIO PARA LA PARTE SUPERIOR DE LA CABEZA, MOVIMIENTO MUSCULAR HACIA DELANTE

Con este ejercicio lo que trabajaremos será la zona superior de la cabeza y repito es normal que no salga bien a la primera, mover el cuero cabelludo no es tarea fácil, hay que tener un cierto control físico de la musculatura de la cabeza.

Beneficios estéticos: mejora del tono muscular de toda la zona superior del cráneo, adquiere volumen y firmeza, además potencia la función de sostén para los demás músculos y tejidos de la cabeza, evitando su descuelgue. Es un gran estimulante de la circulación sanguínea local.

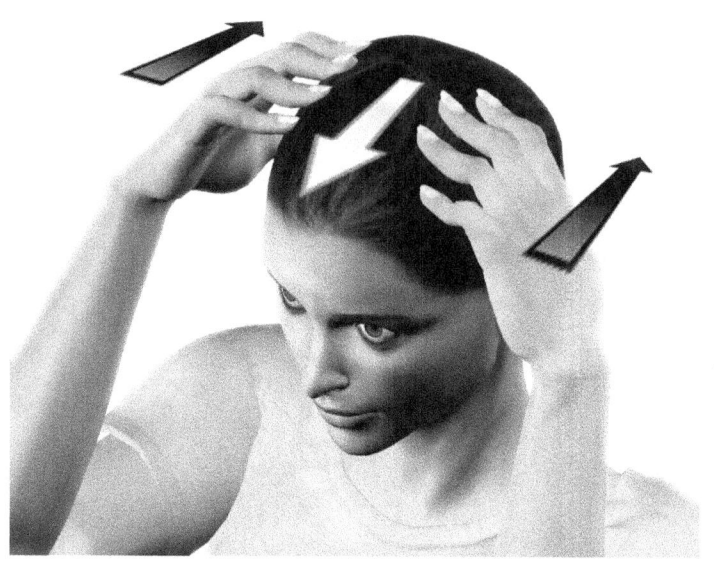

Forma de realizarlo:

Colocar los dedos separados y las yemas apoyadas en la cabeza, el dedo pulgar lo podemos apoyar sobre el nacimiento de la parte superior de la oreja, a modo de que pueda estabilizar mejor la mano y así poder ayudar a los otros cuatro dedos a ofrecer mayor resistencia al movimiento muscular. Los dedos tienen que sujetar firmemente el cuero cabelludo a modo de anclaje, como si dos garras nos estuviesen sujetando esta parte de la cabeza. Seguidamente ejercemos una ligera presión hacia atrás, tal como indican las flechas negras. Lo siguiente y más complicado será intentar mover el cuero cabelludo hacia adelante, intentando desplazar las manos en la medida que uno sea capaz, aquí en este momento será donde haremos la pausa de uno o dos segundos, seguidamente volveremos a la posición inicial y a continuación acabaremos de realizar las repeticiones necesarias hasta completar la serie.

19

EJERCICIO PARA LA PARTE SUPERIOR DE LA CABEZA, MOVIMIENTO MUSCULAR HACIA ATRÁS

Con este ejercicio, como en el caso anterior, seguiremos trabajando la zona superior de la cabeza, pero ahora en sentido inverso, de forma antagonista. Aquí haremos mayor uso de la capacidad de contracción de los músculos posteriores y de la región occipital del cráneo.

Beneficios estéticos: serán exacta y prácticamente los mismos que en la forma de ejercicio anterior.

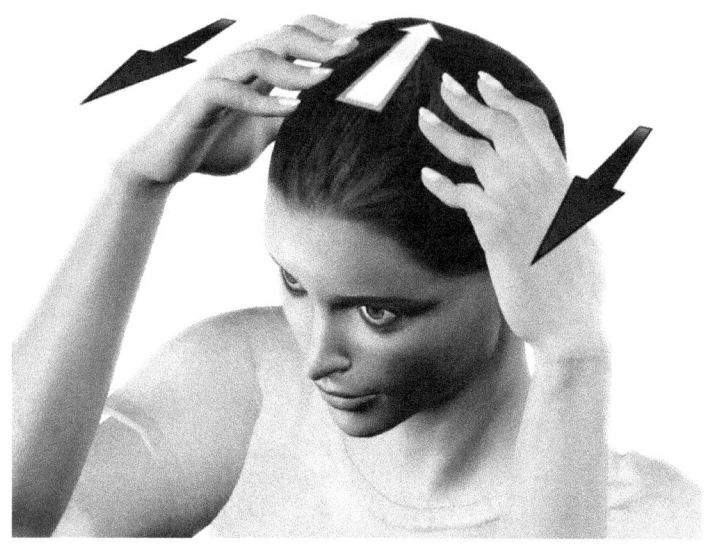

Forma de realizarlo:

La posición y colocación de los dedos de la mano sobre la cabeza es justamente igual al ejercicio anterior. Situar los dedos separados y las yemas apoyadas en la cabeza, el dedo pulgar lo podemos emplazar sobre el nacimiento de la parte superior de la oreja a modo de que pueda estabilizar mejor la mano y así poder ejercer mejor presión sobre los otros cuatro dedos que se apoyan en la cabeza. En este caso, como en el primer ejercicio los dedos tienen que sujetar firmemente el cuero cabelludo a modo de anclaje, esta vez ejercemos una ligera presión hacia adelante, tal como indican las flechas negras. Lo siguiente será intentar mover el cuero cabelludo, de forma voluntaria, hacia atrás, intentando desplazar las manos en la medida que uno sea capaz, y aquí será donde haremos la pausa de uno o dos segundos para seguidamente volver a la posición inicial y realizar las repeticiones necesarias.

20

EJERCICIOS PARA LOS MÚSCULOS DEL CUELLO

En este apartado pasaremos a explicar la relación de ejercicios específicos para la zona del cuello, ocupándonos de la zona frontal, posterior y laterales de este.

De vez en cuando me gusta hacer mención a explicaciones anteriormente ya descritas, porque a medida que vamos progresando en el tema estas cada vez resultan más comprensibles, pienso que pueden ayudarnos a razonar mucho mejor y a tener una visión más clara de los diferentes aspectos que tratamos aquí, a pesar de que al final pueda parecer un poco reiterativo.

Por ejemplo, no sirve de mucho empeñarse en ejercitar los labios, incluso inyectarse colágeno en ellos o cualquiera de las otras ayudas estéticas que uno pueda o quiera aplicarse con la intención de mejorar el efecto estético de éstos, si acto seguido nos pasamos por alto o no prestamos la debida atención a zonas significativas que reflejan un aspecto poco firme y flácido, como podrían ser las zonas del cuello, la papada, etc. Soy de la opinión que más vale trabajar menos y en conjunto, que mucho y de forma muy localizada, siempre ha de interesar en mayor medida el aspecto general del físico que el de una parte trabajada de forma aislada.

Invertir un poco de tiempo y energía en ejercitar adecuadamente el cuello ayudará a mantenerlo esbelto y con aspecto elegante, renovaremos visiblemente la apariencia estética general de todo el cuerpo y al mejorar la tonificación evitaremos en gran medida la flacidez, corregiremos la típica papada, ayudaremos a resaltar el buen aspecto y la forma de los hombros, la zona del escote, de la nuca y la parte superior de la espalda.

Como podemos ver no solo mejorará la apariencia de la región del cuello, sino de un área bastante más extensa, todo ello sin mencionar los efectos beneficiosos a nivel de salud, ya que al ejercitar y tonificar el cuello, la franja cervical de la columna dispondrá de un mejor sostén y protección, mejorando y previniendo problemas de contracturas y dolores cervicales.

En resumen, ya disponemos de suficientes motivos para decidirnos a empezar con la práctica de un programa de ejercicios para esta importante zona.

El trabajo de tonificación del cuello lo dividiremos en tres partes diferenciadas:

- Parte frontal

- Parte posterior

- Partes laterales

Para esta ocasión, en la definición de cada una de las partes, expondré dos tipos de ejercicios diferentes, pero me gustaría aclarar que en cada programa o tabla de ejercicios únicamente será necesario elegir uno de ellos, no hace falta trabajar los dos, explicaré las dos formas de ejecución correcta para que más adelante sea uno quien decida cual le va mejor en función de cómo le siente realizarlo, o a veces dependiendo del lugar donde uno se encuentre puede decidirse por una u otra forma de ejercicio.

Así como considero que para la salud y para el aspecto estético es imprescindible un programa de ejercicios que incluya un trabajo específico para la zona del cuello, también tenemos que hacer mención a la posible vulnerabilidad de ésta, ya que suele ser una zona delicada, propensa a molestias y/o a lesiones.

La correcta aplicación de una tabla de ejercicios puede beneficiar muy positivamente en la prevención o en la rehabilitación de esta zona. De todas formas y en cualquier caso deberemos prestar especial atención si estamos al corriente de padecer alguna lesión, sufrimos algún síntoma o solemos tener molestias asociadas a las vértebras o a la musculatura. En este caso será de obligación imprescindible intentar poner la máxima atención en la ejecución de los ejercicios, limitar el recorrido a lo estrictamente necesario y no forzar posiciones que nos resulten incomodas o dolorosas.

Tendremos que trabajar tres zonas del cuello, y para cada una de ellas describo dos modos diferentes de ejercitarlas, que serán: "Ejercicio A" y "Ejercicio B", pues bien, el tipo de ejercicio que aconsejaré, a pesar de que a simple vista pueda resultar un poco más aparatoso de realizar, aunque en la práctica no sea así, será el "Ejercicio A", a este le daremos prioridad.

Estos ejercicios se realizan con el peso de la cabeza que por norma general ya suele ser suficiente, aunque las personas experimentadas puedan ser capaces de añadir resistencias extras colocándose pesos añadidos. Al no necesitar la ayuda de las manos los hace más fáciles de ejecutar. Los ejercicios del otro apartado, el referido a "Ejercicio B", los podremos dejar para las situaciones en las cuales nos sea difícil poner en práctica la forma A.

21

EJERCICIOS PARA LA PARTE FRONTAL DEL CUELLO

Estos ejercicios nos ayudan a trabajar toda la zona frontal del cuello, esta incluye desde la zona superior del esternón o parte superior del pecho hasta la parte inferior de la barbilla, en donde se desarrolla lo que vulgarmente denominamos **"papada"** (zona ubicada entre la parte inferior de la mandíbula y zona superior del cuello, habitualmente formada por grasa, por tejidos que han perdido firmeza o por ambas causas a la vez). Una zona que no podemos descuidar, imprescindible ejercitarla, estos ejercicios también corrigen y ayudan a prevenir las arrugas y pliegues cutáneos que se forman en esta amplia área.

Beneficios estéticos: es uno de los mejores ejercicios que se pueden practicar para ayudar a prevenir o a reducir la formación de la papada, evita la caída y flacidez de los tejidos cutáneos de la zona inferior de la mandíbula y región frontal del cuello. Bien ejecutado ayuda a mantener en buen estado la zona cervical de la columna.

Ejercicio A

Forma de realizarlo:

Cómodamente en el suelo, recostados sobre la espalda y boca arriba (decúbito supino), con las piernas flexionadas y ligeramente separadas, los pies bien apoyados en el suelo, los brazos extendidos a lo largo del cuerpo y ligeramente separados, las palmas de las manos mirando hacia abajo y la cabeza reposada en el suelo. Inspiramos profundamente antes de empezar el ejercicio, y a continuación, a la vez que vamos elevando lentamente la cabeza, vamos expirando, seguimos subiendo hasta casi tocar con la barbilla el esternón, llegados aquí mantenemos la posición uno o dos segundos a la vez que acabamos de expulsar el aire que nos quede en los pulmones, de nuevo comenzamos con el descenso y simultáneamente vamos inspirando lentamente hasta volver a dejar por último la cabeza apoyada en el suelo. Posteriormente repetimos la acción hasta completar las repeticiones deseadas.

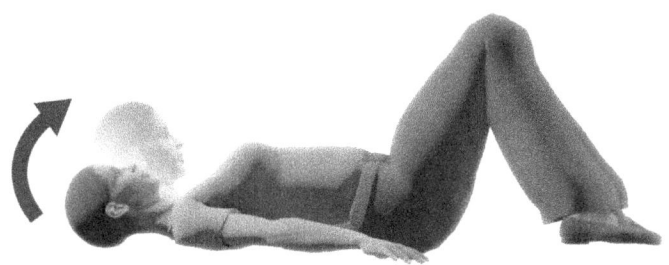

Este ejercicio en particular, es conveniente comenzar a practicarlo de la forma indicada por los principiantes, para los que aún no están acostumbrados a los ejercicios de cuello o para los puedan padecer algún tipo de problema cervical.

Aclarado esto, existe la posibilidad de añadir un poco más de dificultad a la forma de ejecutar el ejercicio. La idea es poder conseguir un mayor estiramiento del cuello intentando que la cabeza sea capaz de lograr realizar un mayor recorrido, para conseguirlo hemos de proceder de la siguiente manera, en lugar de tumbarnos en el suelo nos tumbamos en una cama con nuestra cabeza fuera de ella, no colgando totalmente, sino que los hombros han de permanecer dentro y la base del cráneo permanezca apoyada justamente en el borde de la cama, tenemos que conseguir que la postura no se nos haga demasiado incomoda. Colocamos el resto del cuerpo de forma idéntica a como lo hacíamos estando en el suelo y empezamos a mover la cabeza y a respirar de forma análoga a la explicación anterior.

Ejercicio B

Forma de realizarlo:

Sentado de forma erguida, mejor aunque no imprescindible con la espalda bien apoyada sobre el respaldo de una silla, la cabeza debe permanecer alta mirando al frente y totalmente alineada con el eje o centro de gravedad de la columna.

Colocamos las manos de la siguiente forma: con dos dedos o también pueden ser tres, índice, medio y anular situados en la parte exterior de cada lado de la frente.

Antes de comenzar realizamos una inspiración e iniciamos el descenso de la cabeza ofreciendo una ligera resistencia con las manos, durante el recorrido vamos expirando lentamente mientras intentamos llegar con la barbilla lo más cerca posible a la parte superior del esternón, manteniendo la boca cerrada, de nuevo regresamos despacio a la vez que vamos inspirando hacia la posición inicial, nos preparamos para repetir nuevamente la acción hasta completar la repeticiones deseadas.

Es este caso es significativo recordar que la cabeza no vaya más allá de la línea o eje vertical del cuerpo.

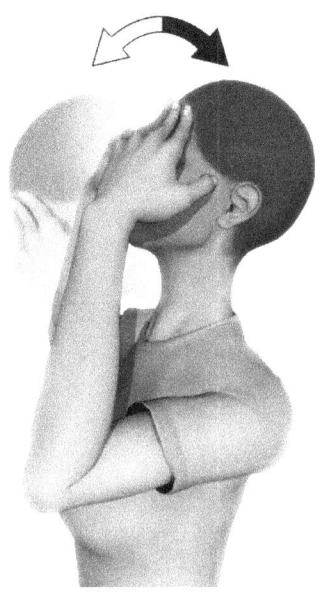

Aunque la forma que acabo de explicar ya es suficiente, existen algunas variantes para la ejecución de este ejercicio como por ejemplo: en vez de ayudarnos de las dos manos, utilizamos sólo una, colocando la palma de la mano en medio de la frente y después continuamos como en la explicación anterior.

Otra manera de ejecutar estos ejercicios es trabajar de forma isométrica, es decir sin movimiento aparente, las manos ejercen una fuerza y la cabeza también, en sentido contrario, pero de forma estática, pasiva y sin recorrido.

Después de haber explicado algunas de las diferentes variantes de ejercicios para la parte frontal del cuello, personalmente para mí, la más idónea y más importante para trabajar y conseguir buenos resultados para esta zona será la del ejercicio en su forma "A", pero como alternativa si no podemos o no nos es posible disponer de un espacio para tumbarnos tenemos la posibilidad de poder hacer uso de la forma "B".

22

EJERCICIOS PARA LA PARTE POSTERIOR DEL CUELLO

Como en el apartado anterior para trabajar la parte posterior del cuello podemos elegir entre dos modos diferentes de efectuar el ejercicio, dependiendo del lugar donde tengamos que realizarlo.

La parte posterior del cuello abarca toda la nuca, desde la base inferior del cráneo hasta la parte superior de la espalda, con estos ejercicios trabajaremos parte de los músculos del cuello y parte superior del trapecio.

Beneficios estéticos: si se ejecuta correctamente aparte de fortalecer, ayuda a prevenir y aliviar tensiones además de otras molestias propias de esta zona, problemas que solemos padecer una importante cantidad de nosotros. Ayuda reafirmar músculos y tejidos de toda la zona posterior y contribuye, junto a los demás ejercicios, a mejorar el aspecto estético del cuello concediendo a este un efecto visual de mayor elegancia y esbeltez.

Ejercicio A

Forma de realizarlo:

Para empezar nos colocamos de rodillas sobre una colchoneta, brazos paralelos o ligeramente separados, con las palmas de las manos apoyadas en el suelo, tal y como figura en la imagen, los muslos tienen que formar un ángulo recto con las pantorrillas y con el tronco, y éste a su vez con los brazos, la espalda tiene que permanecer recta, rígida y estática en toda las fases del ejercicio.

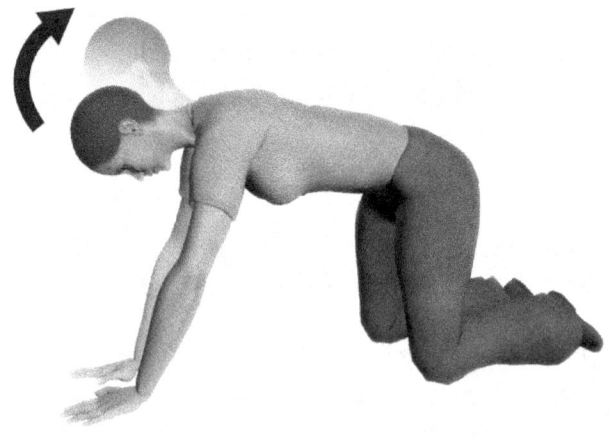

Una vez consigamos estar correctamente preparados levantaremos la cabeza ligeramente por encima de la línea horizontal de la espalda, no es necesario levantar la cabeza al máximo, solo de forma moderada, inspiramos y vamos descendiendo suavemente la cabeza sin mover el resto de la espalda, simultáneamente vamos expulsando poco a poco el aire de los pulmones hasta casi tocar con la barbilla la parte superior del esternón, nos detenemos uno o dos segundos y posteriormente comenzamos a elevar la cabeza a la vez que vamos inspirando hasta llegar de nuevo a la posición inicial, a partir de aquí, en este punto, seguimos y completamos las repeticiones necesarias para finalizar la serie.

Ejercicio B

Forma de realizarlo:

Sentado de forma erguida, mejor aunque no imprescindible con la espalda bien apoyada sobre un respaldo, la cabeza al comenzar debe permanecer alta mirando al frente y totalmente alineada con el eje o centro de gravedad de la columna, colocamos las manos sobre la base del cráneo con los dedos entrelazados y los codos bien levantados.

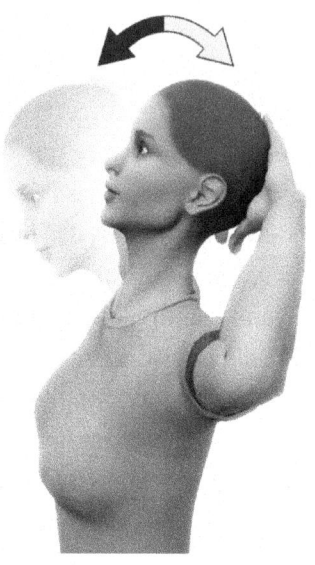

Antes de comenzar con el ejercicio inspiramos profundamente y acto seguido emprendemos el descenso de la cabeza, vamos bajando de forma lenta y controlada, a su vez de forma simultánea expulsamos suavemente el aire, seguimos descendiendo y acompañamos al movimiento con las manos, sin ejercer demasiada fuerza, hasta que casi seamos capaces de tocar con la barbilla el esternón. En este punto comenzamos la elevación de la cabeza y la fase de inspiración, ahora ofreciendo un poco más de resistencia con las manos hasta elevarla del todo, sobrepasamos ligeramente el eje vertical de la columna, solo ligeramente, no hace falta echar del todo la cabeza hacia atrás, en este punto mantenemos la posición uno o dos segundos y volvemos con el descenso hasta completar las repeticiones deseadas.

23

EJERCICIOS PARA LOS LATERALES DEL CUELLO

Como en el caso de los dos apartados anteriores tenemos la posibilidad de elegir entre dos variantes para ejercitar esta parte del cuello, dependiendo del lugar donde tengamos que realizarlo.

Beneficios estéticos: complementa el trabajo y suma los efectos positivos a las dos formas de ejercicio anteriores.

Ayuda a fortalecer, estabilizar, prevenir y aliviar tensiones además de otras molestias propias de esta zona, ganamos firmeza en los tejidos adyacentes a la zona del cuello.

Ejercicio A

Forma de realizarlo:

Empezaremos con el ejercicio que efectuaremos en el suelo. Tumbados de costado sobre una colchoneta o en una alfombra. Recostados de lado, tal y como aparece en la imagen inferior, elegiremos primero un lado y después el otro, mantenemos extendido un brazo a lo largo de la línea del cuerpo, dejamos reposar la cabeza en esta extremidad, mientras el otro brazo puede quedar flexionado y apoyado por delante del cuerpo con la palma de la mano descansando en el suelo, o como muestra la ilustración, el brazo extendido a lo largo del cuerpo, las piernas las podemos dejar estiradas y ligeramente flexionadas.

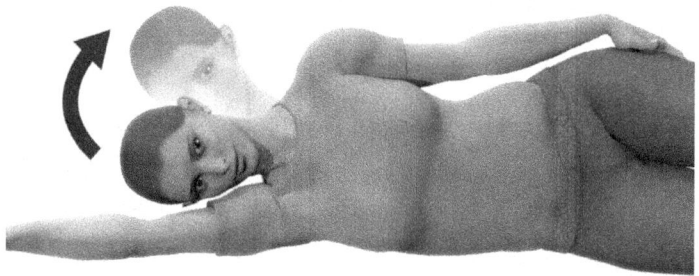

Ya en posición correcta, concentramos la atención en la cabeza que permanece en reposo sobre el brazo extendido. Inspiramos profundamente, comenzamos a elevar la cabeza despegándola del brazo lentamente a la vez que vamos expirando durante esta fase del recorrido, una vez llegados al punto máximo, mantenemos la posición uno o dos segundos y comenzamos con el descenso a la vez que lentamente vamos inspirando, llegamos de nuevo a la posición de partida, pero esta vez para continuar con el ejercicio ya no apoyaremos del todo la cabeza, solo lo haremos ligeramente. Proseguimos con la segunda repetición y posteriores de la misma forma que en la primera, hasta completar la serie con las repeticiones apropiadas, acabada ésta, pasamos a cambiarnos de costado para trabajar la zona opuesta del cuello de forma idéntica a lo que acabamos de explicar.

Ejercicio B

Forma de realizarlo:

Sentado de forma erguida, con la espalda bien apoyada sobre un respaldo, la cabeza al comenzar debe permanecer alta mirando al frente y totalmente alineada con el centro de gravedad de la columna. Colocamos la parte inferior de la palma de una mano en la cabeza a la altura del área de una de las sienes. Inspiramos profundamente y a continuación ejercemos con la palma de la mano una suave resistencia al intentar inclinar la cabeza hacia un lado, simultáneamente vamos expulsando el aire, cuando lleguemos al final del recorrido nos detendremos uno o dos segundos para luego volver a recuperar la posición inicial a la vez que vamos inspirando, de nuevo en este punto nos detenemos uno o dos segundos y retomamos el descenso repitiendo todo el proceso. A partir de aquí completamos las repeticiones necesarias para acabar la serie.

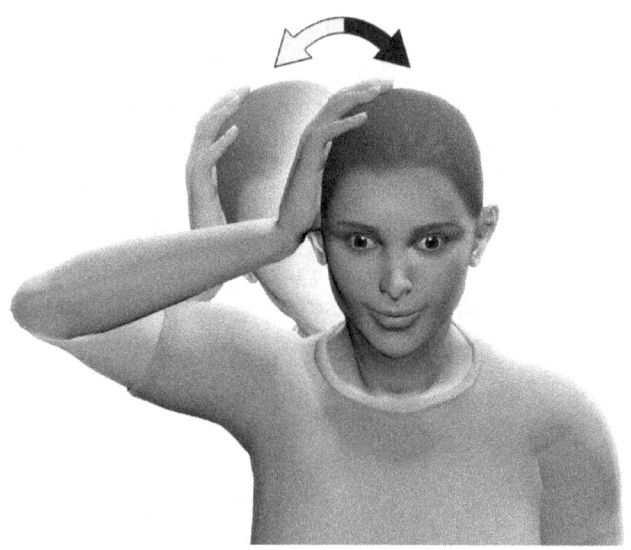

Con éste, ya damos por concluido el espacio dedicado exclusivamente a la ilustración y explicación de cada uno de los ejercicios específicos que comprenden las diferentes regiones de la cara, cabeza y cuello.

Seguidamente, daremos paso a las diferentes y variadas combinaciones a la hora de crear tablas o rutinas de ejercicios, con tal de poder elaborar y diseñar los diversos tipos de programas aplicables a cada caso específico, atendiendo a las necesidades y deseos particulares de cada individuo.

24

DISEÑO DE PROGRAMAS O RUTINAS

De igual modo que para la confección de un buen programa de fitness se deberían de tener en consideración múltiples aspectos individuales (edad, experiencia, grado de forma física, constitución física, disponibilidad horaria, etc.) en la preparación de un programa específico de ejercicios para la cara, cabeza y cuello será requisito indispensable seguir prestando la debida atención a estas consideraciones.

No importa la edad para empezar a ejercitarse con un programa de fitness, pero sí que es trascendental tenerla en cuenta a la hora de elaborar una rutina. Podemos empezar la práctica de un programa de ejercicios para la cara, cabeza y cuello a cualquier edad, partiendo de la base que una persona muy joven, por el momento, no tiene una especial necesidad de ejercitar estas zonas. Recomendaremos iniciar la práctica de estas rutinas a partir de los 37 o 38 años, año arriba, año abajo, esto no quiere decir que si a uno le apetece o cree que le pueda convenir comience a practicar unos años antes.

Los ejercicios si están correctamente ejecutados no entrañan inconvenientes, ni tienen efectos secundarios indeseables, ni existe peligro de lesiones, ni deformación de la cara, ni nada por el estilo. Simplemente, que por lo general hasta la edad indicada creo que son innecesarios. Por el contrario, cuando ya estamos cerca de la frontera de los cuarenta, creo que una rutina de este tipo tendría que empezar ser indispensable para las personas que tienen interés en mantener una buena forma y un buen aspecto físico.

Un programa de gimnasia facial y de cuello tendría que formar parte o estar integrado dentro de la rutina de fitness que nos hayamos propuesto para el mantenimiento físico de cada uno de nosotros.

Antes de empezar con la descripción y diseño de cada uno de los programas, volveremos a recordar que estos ejercicios en principio no tienen mayor complicación, pero suele pasar que más de uno encuentre cierta dificultad en la realización de alguno ellos.

Es preciso no olvidar que poseemos una serie de músculos en la cabeza, a los cuales, normalmente no nos habíamos detenido a prestar una especial atención para movilizarlos o ejercer un control voluntario sobre ellos.

Aunque al comienzo pueda parecer un poco difícil y hasta cierto punto algo frustrante, el acto de no poder controlar conscientemente algunos movimientos, no hay porque desanimarse, debemos intentar superarlo, seguir adelante y mantener la perseverancia.

*****

Percibiremos que estos músculos al principio cuesta moverlos, que apenas tienen fuerza y están débiles, pero también es cierto al cabo de pocas semanas ya comenzaremos a apreciar mejoras en el control voluntario, en el aumento de la fuerza y en el tono muscular.

La pauta a seguir para el inicio de un programa de gimnasia facial será similar a la tarea de emprender cualquier otro tipo de actividad física. Constará de un periodo de adaptación y de aprendizaje con tal de acelerar y promover una respuesta física del organismo a la nueva actividad.

Aspectos fundamentales a considerar:

- Ser paciente y no desesperar.

- Poner especial atención en el aprendizaje correcto de la técnica de ejecución de cada uno de los ejercicios.

- Intentar comprender el sistema biomecánico de la zona que se está ejercitando.

- De vital importancia es saber aplicar la resistencia justa con las manos y dedos, al principio será más leve y con el paso del tiempo tenderemos a ir incrementándola de forma gradual, hasta que llegue el momento de poder adaptarla y manejarla a nuestra conveniencia.

- Aprender a percibir y a ser conscientes de las sensaciones que produce un trabajo aplicado de forma local, en cualquiera de las zonas que estamos tratando.

- Practicar menos pero de forma regular es más beneficioso y productivo que mucho y de forma irregular. Por ejemplo, los resultados son más aparentes practicando 10 minutos 3 veces por semana, que 40 minutos una vez cada 15 días.

- Recordar que una repetición es el movimiento muscular completo en sus dos fases, la contracción y la extensión. Y definimos a una serie como al conjunto de repeticiones. Lo podemos expresar de la forma siguiente, por ejemplo: 3 series de 15 repeticiones o 3x15.

- Importante no olvidar que el descanso entre series debe ser el justo y necesario, de modo que al empezar la próxima exista una breve pausa entre ellas, la cual nos ha de permitir una cierta recuperación para volver a ser capaces de completar la siguiente serie en su totalidad. A modo de referencia, digamos que 10 segundos podría ser aceptable para empezar, cuando uno aún es principiante. Aunque lo ideal sería que con el tiempo y la experiencia uno fuese capaz de calcular realmente el tiempo necesario para este descanso.

Existen diferentes tipos de rutinas, unas pueden agrupar prácticamente todos los ejercicios en una sola sesión, o también es posible realizarlas de forma dividida, es decir, trabajar agrupando una parte de los diferentes músculos en diferentes días, para poder ejecutar más series por músculo, así podemos dedicar más tiempo a trabajar una misma zona en una misma sesión, realizando un trabajo más extenso e intenso.

Realizadas estas aclaraciones pasaremos a detallar los tipos específicos de rutinas. No sin antes mencionar que en la página siguiente podemos encontrar una relación de todos los ejercicios que aparecen en ellas, para su fácil identificación una vez nos pongamos en ello.

Indicar que es recomendable no dejar de consultar de forma habitual la correcta ejecución de los ejercicios en sus respectivos capítulos.

RELACIÓN DE EJERCICIOS

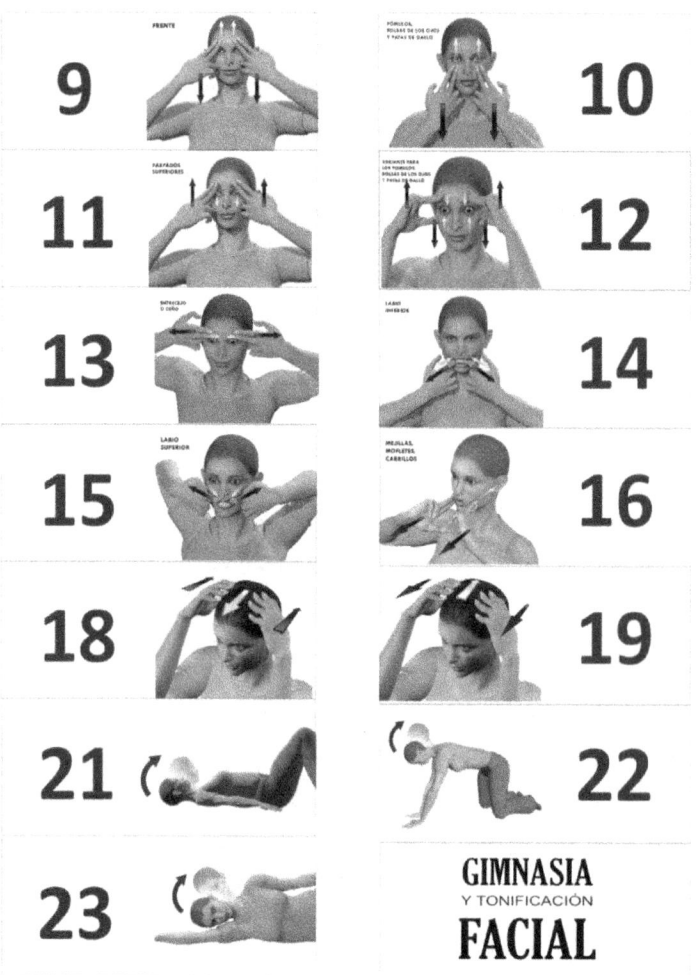

NOTA: para los ejercicios nº 21, 22 y 23 existe una segunda opción alternativa, consultar sus respectivos capítulos.

25

PROGRAMAS O RUTINAS DE ADAPTACIÓN

Es la rutina que emplearemos para dar inicio a nuestro programa especial de ejercicios para la tonificación y el rejuvenecimiento facial. Está diseñada de modo que nos posibilite la rápida adaptación a este tipo de actividad física, nos introducirá en el conocimiento de los ejercicios, de su técnica y de las sensaciones corporales que aprenderemos a sentir. Es aplicable a todo el mundo independientemente de la edad y del estado físico.

La tabla está confeccionada de la siguiente forma: los ejercicios están expuestos siguiendo la lista numérica que aparece en el índice y en el interior del libro, para una fácil identificación en caso de tener que volver a consultar su técnica o cualquier otro dato de interés. A éstos les acompaña la descripción de series y repeticiones sugeridas.

Es la misma rutina para las dos semanas, la única diferencia está en el número de series. Considerando que partimos de cero y que nunca hemos practicado este tipo de gimnasia, la primera semana sólo practicaremos una serie por ejercicio y a la siguiente, o sea la segunda semana, veremos incrementada la cantidad a dos series por ejercicio.

Este tipo de rutina es aconsejable llevarla a la práctica por un periodo mínimo de dos semanas. Si bien se puede ampliar el tiempo que uno crea necesario en el caso de encontrar dificultad en el aprendizaje de los ejercicios, no obstante es recomendable empezar la tabla cuando uno sea capaz de dominar mínimamente la técnica correcta y disponer de cierto control muscular.

Si uno mismo se autoanaliza teniendo en cuenta la edad (evidentemente no es lo mismo tener 40 años que 60) y considera que su condición y aspecto facial necesita un trabajo adicional para acelerar los resultados, lo ideal sería practicar cinco días a la semana, por ejemplo: de lunes a viernes durante estas dos semanas.

Si por el contrario, uno cree que su condición y aspecto facial no necesitan un tratamiento apremiante o a lo mejor lo que interesa es un trabajo de prevención, practicar tres veces por semana sería suficiente, a días alternos. Por ejemplo: lunes, miércoles y viernes durante estas dos semanas. En esta programación no están incluidos la totalidad de los ejercicios estudiados en este libro, más adelante ya los iremos viendo y practicando, al ir formando parte de las diferentes rutinas de ejercicios.

(A) RUTINA DE ADAPTACIÓN - 1ª Semana

Para ponerla en práctica la 1ª semana.
De forma moderada: 3 días: lunes, miércoles, viernes.
De forma intensiva: 5 días a la semana.

EJERCICIOS PARA LA CARA (FACIALES)

-Frente (nº 09) 1x10
-Variante para los pómulos, bol. (nº 12) 1x10
-Labio inferior (nº 14) 1x10
-Labio superior (nº 15) 1x10
-Mejillas o mofletes (nº 16) 1x10

EJERC. PARA LA ZONA SUP. DEL CRANEO

-Movimiento muscular adelante (nº 18) 1x10
-Movimiento muscular hacia atrás (nº 19) 1x10

EJERC. PARA LOS MÚSC. DEL CUELLO

-Parte frontal del cuello (nº 21) 1x10
-Parte posterior del cuello (nº 22) 1x10

(B) RUTINA DE ADAPTACIÓN - 2ª Semana

Para ponerla en práctica la 2ª semana.
De forma moderada: 3 días: lunes, miércoles, viernes.
De forma intensiva: 5 días a la semana.

EJERCICIOS PARA LA CARA (FACIALES)

-Frente (nº 09) 2x10
-Variante para los pómulos, bol. (nº 12) 2x10
-Labio inferior (nº 14) 2x10
-Labio superior (nº 15) 2x10
-Mejillas o mofletes (nº 16) 2x10

EJERC. PARA LA ZONA SUP. DEL CRANEO

-Movimiento muscular adelante (nº 18) 2x10
-Movimiento muscular hacia atrás (nº 19) 2x10

EJERC. PARA LOS MÚSC. DEL CUELLO

-Parte frontal del cuello (nº 21) 2x10
-Parte posterior del cuello (nº 22) 2x10

26

PROGRAMAS O RUTINAS DIVIDIDAS

Para el diseño de un programa de musculación se suelen aplicar diferentes tipos de estrategias para poder llegar a obtener los mejores resultados en beneficio propio.

Hablando a un nivel general, de todo el cuerpo, no sólo de la cabeza, es posible realizar rutinas de dos días, de tres, de cuatro, etc. Incluso programarlas para semanas o meses.

Lo importante es saber aprovechar y sacar el máximo partido a una rutina específica, que ésta se adapte perfectamente a nuestras necesidades particulares, como podría ser la experiencia que poseamos, el nivel conseguido, el tiempo disponible, la intensidad deseada, etc. Sobre todo atendiendo a esta última, me refiero a la intensidad, esta nos dará uno de los condicionantes principales a la hora de elaborar un plan de entreno.

La definición de intensidad en el mundo del deporte y del acondicionamiento físico la podemos resolver como el grado de esfuerzo que requiere un ejercicio. Podemos hablar de intensidad moderada, media o alta. Un concepto que no podemos olvidar en cualquier actividad física, en la que intentemos mejorar nuestra capacidad de respuesta, ya sea a nivel físico o a nivel estético, es que deberá existir el estímulo necesario para provocar un resultado, a mayor estimulo mayor resultado. Entendiendo esto y conociendo que el cuerpo humano posee una cantidad importante de grupos musculares, ya estaremos en condiciones de deducir que para poder ejercitarlos todos con una cierta intensidad deberíamos emplear grandes dosis de energía, esfuerzo y tiempo.

Una gran alternativa a la que podemos recurrir será lo que denominamos rutinas divididas. Estas nos dan la posibilidad de ejercitar por separado los diferentes grupos musculares, aplicando diferentes cargas, series y repeticiones según convenga.

Para las rutinas de adaptación habíamos empleado un tipo de diseño inspirado en un trabajo generalizado de toda la zona. Habíamos elegido unos ejercicios concretos para entrenar una serie de músculos, era lo que nos interesaba en ese momento para lograr un mínimo aceptable de acondicionamiento, pero llegado el momento deberemos pasar a un nivel superior con la intención de aumentar la intensidad y el volumen de trabajo para poder llegar a obtener mayores progresos.

Por tanto nos veremos en la obligación de mantener, o según el caso, disminuir el número de ejercicios para poder llevar a cabo una restructuración de las series y de las repeticiones. Nos veremos en la necesidad de realizar determinados ejercicios aumentando no solo su carga o resistencia, sino la cantidad de series y repeticiones, de acuerdo a un tiempo establecido que seamos capaces de asumir.

26.1 RUTINAS DE 2 DIAS

Este tipo de rutinas son perfectamente adecuadas para aquellos a los que les puede interesar realizar una labor de prevención, ya sea porque son jóvenes o no necesitan un trabajo apremiante de tonificación, en este caso facial. También es la rutina ideal para realizar un mantenimiento después de haber superado anteriores fases de mayor intensidad.

En la rutina dividida de 2 días, hemos repartido de modo estratégico los diferentes ejercicios para que nos ocupen dos días o dos sesiones, una parte de ellos los realizaremos el "día 1" y el resto el "día 2".

Destacar que en este tipo de programación trabajamos dos días pero solo una vez cada zona muscular.

La forma de distribuir esta rutina a lo largo de la semana podría ser, por ejemplo: martes y jueves, o lunes y miércoles, o martes y viernes, etc. Siempre buscando la manera de espaciar las sesiones, intentando dejar algunos días de separación entre ellas.

RUTINA DE 2 DIAS

DIA 1 *EJERCICIOS PARA LA CARA (FACIALES)*

-Frente (nº 9).. 3x10
-Pómulos, bolsas ojos (nº 10)........................... 3x10
-Párpados superiores (nº 11)............................ 3x10
-Variante para pómulos, bols. (nº 12).............. 1x10
-Entrecejo o ceño (nº 13)................................. 3x10
-Labio inferior (nº 14)...................................... 3x10
-Labio superior (nº 15)..................................... 3x10
-Mejillas o mofletes (nº 16).............................. 3x10

DIA 2 *ZONA SUP. DEL CRANEO Y CUELLO*

-Movimiento muscular adelante (nº 18).......... 3x10
-Movimiento muscular hacia atrás (nº 19)....... 3x10
-Parte frontal del cuello (nº 21) 3x10
-Parte posterior del cuello (nº 22)................... 3x10
-Partes laterales del cuello (nº 23).................. 2x10

26.2 RUTINAS DE 3 DIAS

Para el diseño de esta modalidad de rutina haremos una distribución de los ejercicios de forma que nos ocupen un total de 3 días a la semana. Dependiendo de la importancia de algunos ejercicios, algunos de ellos los practicaremos una vez por semana y otros los podremos repetir dos o más veces. La forma idónea de llevar a la práctica esta rutina seria repartirla de forma siguiente: día 1 el lunes, día 2 el miércoles y día 3 el viernes.

RUTINA DE 3 DIAS

DIA 1 *EJERCICIOS PARA LA CARA (FACIALES)*

-Frente (nº 9)...	3x10
-Pómulos, bolsas ojos (nº 10)............................	3x10
-Párpados superiores (nº 11).............................	3x10
-Entrecejo o ceño (nº 13)..................................	3x10
-Labio inferior (nº 14).......................................	3x10
-Labio superior (nº 15)......................................	3x10
-Mejillas o mofletes (nº 16)...............................	3x10

DIA 2 *ZONA SUP. DEL CRANEO Y CUELLO*

-Movimiento muscular adelante (nº 18)..........	3x10
-Movimiento muscular hacia atrás (nº 19).......	3x10
-Parte frontal del cuello (nº 21)	3x10
-Parte posterior del cuello (nº 22)....................	3x10
-Partes laterales del cuello (nº 23)....................	2x10

DIA 3 (Repaso general)

-Frente (nº 9)...	2x10
-Variante para pómulos, bols. (nº 12)...............	2x10
-Labio inferior (nº 14).......................................	2x10
-Labio superior (nº 15)......................................	2x10
-Mejillas o mofletes (nº 16)...............................	2x10
-Movimiento muscular adelante (nº 18)..........	2x10
-Movimiento muscular hacia atrás (nº 19).......	2x10
-Parte frontal del cuello (nº 21)	2x10
-Parte posterior del cuello (nº 22)....................	2x10

Esta es en particular, una sencilla y práctica descripción de las diferentes formas de programar un modelo de rutina de ejercicios para trabajar tres días, aunque en realidad existen diversos métodos y múltiples combinaciones a la hora de elaborar una tabla de este tipo.

26.3 RUTINAS DE 4 DIAS

Esta forma de planificación es la ideal para poner en práctica un tipo entrenamiento intensivo con el fin de poder apresurar los resultados.

Están indicadas para aquellas personas que puedan suponer que su condición y aspecto facial necesita un trabajo adicional, con el fin de poder acelerar los efectos de esta forma de ejercitarse, o también se puede considerar la posibilidad de incluirlas en los periodos de mantenimiento con la intención de conceder al entrenamiento regular, fases de mayor intensidad.

Para las rutinas de 4 días, a pesar de que existen múltiples y posibles sistemas de combinación, una buena opción será distribuir los días de la semana de la siguiente forma: lunes, martes y jueves, viernes.

RUTINA DE 4 DIAS

DIA 1 *EJERCICIOS PARA LA CARA (FACIALES)*

-Frente (nº 9)..	3x10
-Pómulos, bolsas ojos (nº 10)............................	3x10
-Párpados superiores (nº 11)............................	3x10
-Entrecejo o ceño (nº 13).....................................	3x10
-Labio inferior (nº 14)...	3x10
-Labio superior (nº 15)..	3x10
-Mejillas o mofletes (nº 16)................................	3x10

DIA 2 *ZONA SUP. DEL CRANEO Y CUELLO*

-Movimiento muscular adelante (nº 18)..........	3x10
-Movimiento muscular hacia atrás (nº 19).......	3x10
-Parte frontal del cuello (nº 21)	3x10
-Parte posterior del cuello (nº 22)....................	3x10

DIA 3 *EJERCICIOS PARA LA CARA (FACIALES)*

-Frente (nº 9)..	3x10
-Variante para pómulos, bols. (nº 12)...............	3x10
-Entrecejo o ceño (nº 13).....................................	3x10
-Labio inferior (nº 14)...	3x10
-Labio superior (nº 15)..	3x10
-Mejillas o mofletes (nº 16)................................	3x10

DIA 4 *ZONA SUP. DEL CRANEO Y CUELLO*

-Movimiento muscular adelante (nº 18)..........   3x10

-Movimiento muscular hacia atrás (nº 19).......   3x10

-Parte frontal del cuello (nº 21) 2x10

-Parte posterior del cuello (nº 22)....................   2x10

-Partes laterales del cuello (nº 23)....................   2x10

27

PROGRAMACION Y DISTRIBUCIÓN DEL TRABAJO SEGÚN LA EDAD

En este apartado propondremos una serie de soluciones de cómo llegar a combinar y a repartir a lo largo de las semanas las rutinas de ejercicios, se podrían tener en consideración las diferentes y variadas necesidades particulares de cada uno de los practicantes, pero por ahora y para empezar organizaremos y estructuraremos el trabajo basándonos especialmente en la edad.

Consideraremos el supuesto que todos partimos de cero y nunca hemos practicado este tipo especial de gimnasia, las primeras dos semanas serán de iniciación y acomodamiento para ir introduciéndonos de forma gradual en el plan más adecuado a cada uno de nosotros, las siguientes semanas (el número de éstas, estará condicionado por la edad del practicante) darán lugar a un entrenamiento de mayor volumen de trabajo, incrementaremos la cantidad de ejercicios y el número de series, para luego pasar a una fase de mantenimiento que se habrá de realizar de por vida.

Para que nos entendamos y resumiendo, diremos que el proceso completo constará de tres periodos o fases diferenciadas:

1) *Fase de inicio y acomodamiento.*

2) *Fase de aceleración con mayor volumen de trabajo.*

3) *Fase de mantenimiento de por vida.*

EDAD: 35 a 40 años

- **1ª semana:** RUTINA DE ADAPTACIÓN (A)
  Lunes, miércoles y viernes.

- **2ª semana:** RUTINA DE ADAPTACIÓN (B)
  Lunes, miércoles y viernes.

- **3ª, 4ª, 5ª y 6ª semana (total 1 mes):** RUTINA DE 3 DIAS. Lunes, miércoles y viernes.

- **7ª semana en adelante (mantenimiento):**
  RUTINA DE 2 DIAS. Por ejemplo: martes y jueves

EDAD: 40 a 45 años

- **1ª semana:** RUTINA DE ADAPTACIÓN (A)
  Lunes, miércoles y viernes.

- **2ª semana:** RUTINA DE ADAPTACIÓN (B)
  Lunes, martes y miércoles.

- **3ª, 4ª, 5ª y 6ª semana (total 1 mes):** RUTINA DE 4 DIAS. Lunes, martes y miércoles, viernes.

- **7ª semana en adelante (mantenimiento):** RUTINA DE 2 DIAS. Por ejemplo: martes y jueves

---

EDAD: 45 a 50 años

- **1ª semana:** RUTINA DE ADAPTACIÓN (A)
  De lunes a viernes.

- **2ª semana:** RUTINA DE ADAPTACIÓN (B)
  De lunes a viernes.

- **3ª, 4ª, 5ª y 6ª semana (total 1 mes):** RUTINA DE 4 DIAS. Lunes, martes y miércoles, viernes.

- **7ª semana en adelante (mantenimiento):** alternar durante 3 semanas la RUTINA DE 2 DIAS, seguido por una semana de RUTINA DE 3 DIAS y así sucesivamente.

EDAD: de los 50 años en adelante.

- **1ª semana:** RUTINA DE ADAPTACIÓN (A)
  De lunes a viernes.

- **2ª semana:** RUTINA DE ADAPTACIÓN (B)
  De lunes a viernes.

- **3ª, 4ª, semana:** RUTINA DE 3 DIAS. Lunes, miércoles y viernes.

- **5ª y 6ª semana:** RUTINA DE 4 DIAS. Lunes, martes y miércoles, viernes.

- **7ª semana en adelante (mantenimiento):** alternar durante 3 semanas la RUTINA DE 2 DIAS, seguido por una semana de RUTINA DE 3 DIAS y así sucesivamente.

Estas tablas de ejercicios han sido diseñadas siguiendo una cuidadosa y minuciosa planificación, se podrían seguir tal y como están descritas, al pie de la letra de forma indefinida, aunque también cabe la posibilidad de que a medida que vayamos practicando, adquiriendo cierta experiencia y conociendo mejor el funcionamiento de las rutinas y de los ejercicios, cualquiera de nosotros podría ir modificando en la medida que creamos conveniente los procedimientos para adaptarlas a nuestras propias características físicas y a nuestro propio interés individual.

Cuando esto llegue a suceder se debería intentar por todos los medios no perder la visión del conjunto, hablando de nuestro aspecto facial deberíamos intentar ser lo suficiente objetivos con nuestras decisiones, ya que fácilmente se suele caer en la tentación de dejar de lado una tarea con el pretexto de que "a mí no me hace falta", "ya lo tengo bien", etc. Cuando en realidad lo que ocurre es que nos resulta pesada, aburrida o difícil de llevar a la práctica. Por el contrario, tampoco es aconsejable obsesionarse con trabajar más de la cuenta una zona concreta.

A veces se puede enfatizar el trabajo de ciertas zonas porque uno cree que puedan tener necesidad de una labor extra y tal vez sea conveniente añadir un mayor número de series y repeticiones, pero nunca a costa de dejar de lado totalmente otras zonas.

Me gustaría saludar y agradecer a todos los lectores que hayan sido capaces de llegar a esta última página, y que si lo han hecho es porque les ha parecido lo suficientemente interesante el tema tratado como me lo parece a mí. Espero que les haya servido de entretenimiento, de ayuda y que haya podido colaborar en ampliar algunos de sus conocimientos.

SOBRE EL AUTOR

Nací en Lleida en 1960 y vivo en Granollers desde los dieciocho años. Cursé estudios para convertirme en Maestro de Cultura Física, Instructor de Fitness y Musculación, Técnico en Nutrición y Asesor Dietético y más tarde en Entrenador Personal.

Más de treinta y cinco años de trayectoria profesional en centros deportivos y como competidor de fisioculturismo en mi juventud al final me condujeron a regentar mi propio gimnasio, del que fui propietario por un espacio aproximado de doce años. En el año 2010 decidí dejarlo para dedicarme a trabajar de freelance y además poder escribir mi primer libro que tratase sobre la Gimnasia Facial con todo el material recopilado que ya disponía hasta ese momento. Mi investigación ha sido personal, un día se me ocurrió porque no ejercitar los músculos de la cara como los de cualquier otra parte de nuestro cuerpo, si esto da tan buenos resultados. Así que me propuse tirar esta teoría hacia adelante averiguando que tipos de ejercicios serían necesarios y como se deberían de realizar. Desde que empecé a procesar y practicar con esta idea hasta que pude escribir el libro pasaron unos catorce años. En este, mi nuevo libro todo el material ha sido revisado, actualizado y mejorado con nuevas ilustraciones.

Como curiosidad, comentar que existen otros libros que tratan sobre la gimnasia facial. Cada autor tiene su propia técnica de trabajo, pero como insisto en señalar, me baso en mis propios conocimientos y experiencia, debido a ello opino que me diferencio considerablemente en los métodos para llevar a tal fin la apropiada tonificación y musculación de los diferentes grupos musculares de la cara, cabeza y cuello.